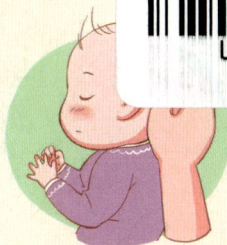

家庭育儿

# 图解小儿**常见病照护**

薛亦男 主编

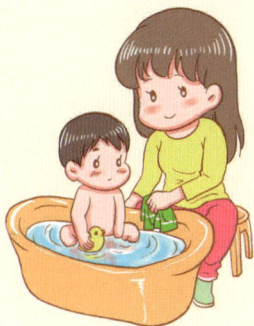

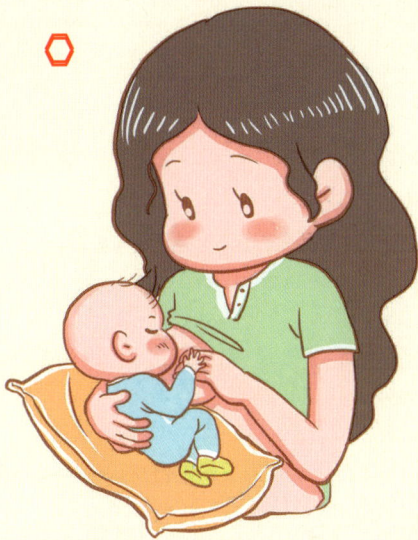

山东城市出版传媒集团·济南出版社

图书在版编目（CIP）数据

家庭育儿：图解小儿常见病照护 / 薛亦男主编 . —
济南：济南出版社，2017.7
ISBN 978-7-5488-2657-6

Ⅰ．①家… Ⅱ．①薛… Ⅲ．①小儿疾病－常见病－防
治－图解 Ⅳ．① R72-64

中国版本图书馆 CIP 数据核字（2017）第 166381 号

## 家庭育儿：图解小儿常见病照护

| | |
|---|---|
| 出 版 人 | 崔　刚 |
| 策　　划 | 孙凤文 |
| 责任编辑 | 张所建　宋书强 |
| 摄影摄像 | 深圳市金版文化发展股份有限公司 |
| 封面设计 | 深圳市金版文化发展股份有限公司 |
| 出版发行 | 济南出版社 |
| 地　　址 | 山东省济南市二环南路 1 号（250002） |
| 发行热线 | 0531-68810229　86116641　86131728 |
| 印　　刷 | 青岛国彩印刷有限公司 |
| 版　　次 | 2017 年 7 月第 1 版 |
| 印　　次 | 2017 年 7 月第 1 次印刷 |
| 成品尺寸 | 170mm×240mm　16 开 |
| 印　　张 | 10 |
| 字　　数 | 160 千 |
| 印　　数 | 1-5000 册 |
| 定　　价 | 49.80 元 |

（济南版图书，如有印装错误，请与出版社联系调换。联系电话：0531-86131736）

# CONTENTS 目录

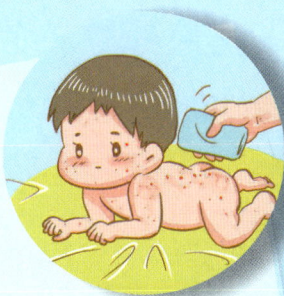

## Chapter 1
## 掌握小儿疾病常识，
## 照护宝贝不慌张

### 一、用爱与知识, 守护宝宝的健康

### 二、生病早知道, 别延误了病情

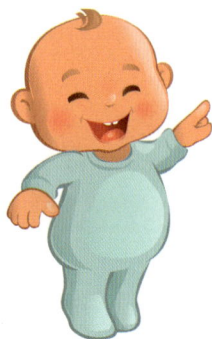

# Chapter 2
# 当宝贝身体出现异常时，要迅速应对

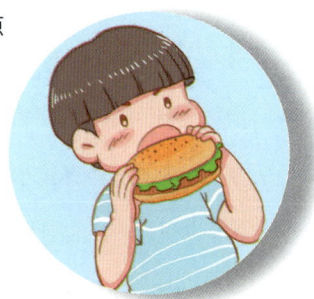

# Chapter 3
# 学点儿急救知识，
# 对意外伤害说"不"

## 一、儿童意外事故急救指南

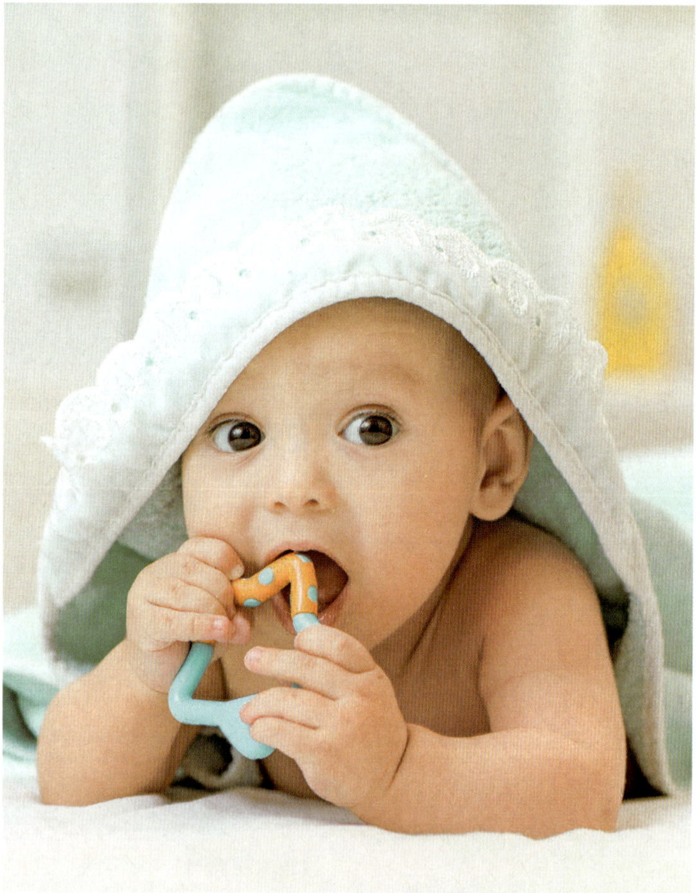

**Chapter 1**

# 掌握小儿疾病常识，照护宝贝不慌张

你知道如何观察宝宝的健康状况吗？你知道怎么给宝宝找到合适的医生吗？宝宝一生病就打针吃药真的好吗？宝宝生病了，怎么给他喂奶、喂药？如果你正在寻找这些问题的答案，就请快快翻开本章，学习小儿疾病常识吧。

# 一 用爱与知识，守护宝宝的健康

宝宝一生病，就会牵动所有家长的心，大人们或不知所措，或着急揪心，或四处求医……其实，宝宝因为还小，体质较弱，生病在所难免。如果家长具备基本的医学常识，能够冷静地处理问题，让宝宝得到妥善的照护和及时得当的治疗，宝宝很快就能恢复往日的健康与活力。

## 多学点儿医学知识错不了

许多年轻的爸爸妈妈在生宝宝之前，一点儿育婴知识和技术都没有，育儿经验更无从谈起。当宝宝生病了，他们往往手足无措，或只会一味地将宝宝送往医院。其实，育儿是个技术活，对于生病的宝宝，单有爱还不够。每一位家长都必须明白：宝宝就医是父母和医生的一种合作，父母要采取预防措施来帮助宝宝保持健康；当宝宝生病时，他最需要的是父母能成为医疗队伍中可靠的成员。

当宝宝食欲不佳、哭闹不安，或是突然没有精神时，你得大概知道宝宝身体出了什么问题；当宝宝发热时，你得知道安全有效且简便易行的降温措施，知道什么时候该吃药、什么时候该送医；当感冒流行季来临时，你得知道基本的预防措施；当宝宝不小心溺水或烧伤时，你得知道如何在第一时间进行急救和处理；当你抱着宝宝就医时，你得知道该和医生说些什么……

所以，多学点儿医学知识和育儿常识错不了。新手爸妈不妨多读一些育儿书籍，掌握一些育儿知识，了解宝宝成长各个时期的生理特征、喂养方法以及可能会遇到的问题。许多医院都会开设免费的育儿课程，其内容不仅包括孕妈妈怀孕分娩的注意事项，还会教新手爸妈们如何照料新生宝宝。如果有时间，新手爸妈们可以多和别人交流育儿心得，讨论一下彼此遇到的育儿问题，这样不仅有利于解决育儿问题，还能帮宝宝找到一些可以一起玩耍的小伙伴，何乐而不为呢？

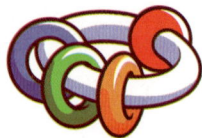

## 了解宝宝的身体构造很重要

父母不是医生，不需要对人的生理结构了解得非常细致。但是，了解宝宝身体的基本构造很有必要，这样方便父母知道宝宝哪些地方比较容易受到伤害，使其在平时就注意加强保护。在宝宝生病时，父母还能及时了解宝宝的身体症状，这对于准确判断宝宝所患疾病有帮助，可以避免延误治疗时机。

一般来说，人体主要由骨骼、肌肉、组织、器官以及系统组成。

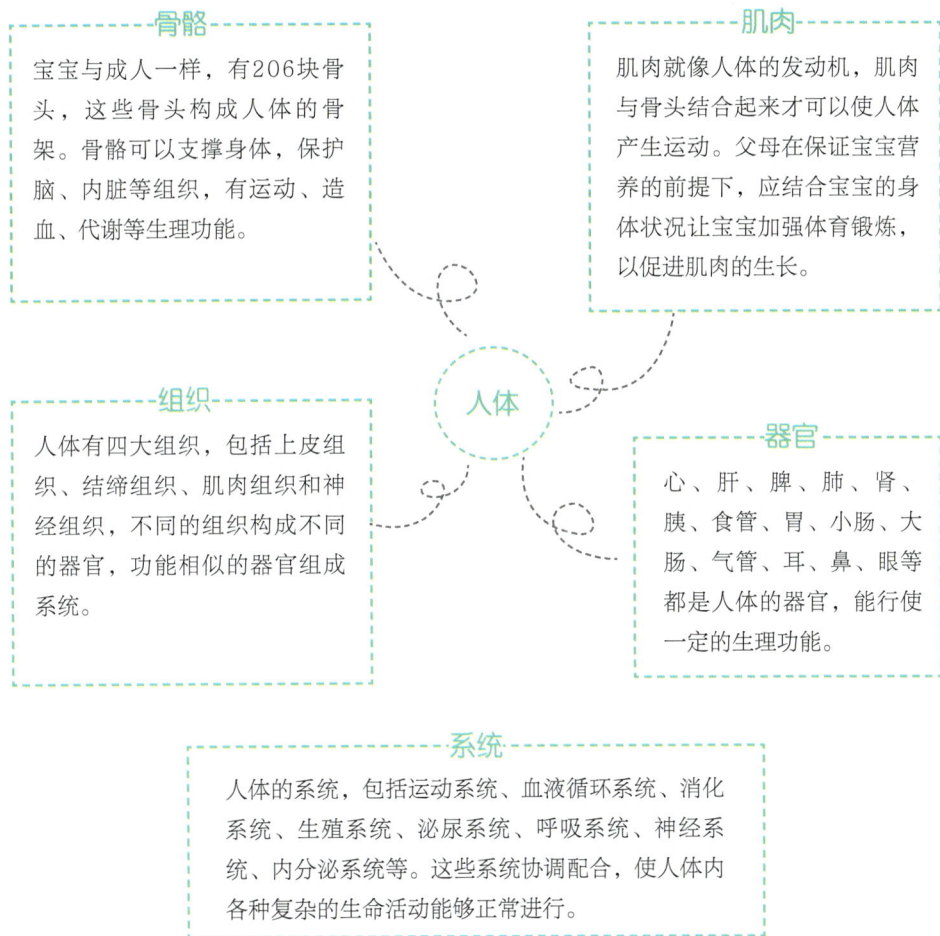

### 骨骼

宝宝与成人一样，有206块骨头，这些骨头构成人体的骨架。骨骼可以支撑身体，保护脑、内脏等组织，有运动、造血、代谢等生理功能。

### 肌肉

肌肉就像人体的发动机，肌肉与骨头结合起来才可以使人体产生运动。父母在保证宝宝营养的前提下，应结合宝宝的身体状况让宝宝加强体育锻炼，以促进肌肉的生长。

### 组织

人体有四大组织，包括上皮组织、结缔组织、肌肉组织和神经组织，不同的组织构成不同的器官，功能相似的器官组成系统。

### 人体

### 器官

心、肝、脾、肺、肾、胰、食管、胃、小肠、大肠、气管、耳、鼻、眼等都是人体的器官，能行使一定的生理功能。

### 系统

人体的系统，包括运动系统、血液循环系统、消化系统、生殖系统、泌尿系统、呼吸系统、神经系统、内分泌系统等。这些系统协调配合，使人体内各种复杂的生命活动能够正常进行。

这里，我们只是对人体的基本构造做了一个简单介绍，父母要全面了解宝宝的身体结构，可以多读一些专门介绍儿童身体结构的书籍，更好地掌握宝宝的生长发育状态。

## 宝宝生病了，别急着打针吃药

人体拥有一个与生俱来、能够自主发挥作用的自愈系统，这个系统具备解毒、排泄异物、免疫、组织再生等自净和自愈能力，可以使人体依靠自身内在的生命力，摆脱疾病与亚健康状态。对于宝宝而言，也是如此。

当宝宝身体不适或生病时，其自愈系统就会针对身体情况调整系统的功能，调动全身各种激素组成有效针对不适症状的"药物"。例如，当宝宝吞入异物时，就会咳嗽将异物吐出；当宝宝误食腐坏的食物时，就会自动呕吐、拉肚子，加速排泄；当宝宝体内感染了病原体时，免疫系统将其清除，或借助发热来完成杀灭病原体的工作。

但是，很多父母不明白这个道理。每当宝宝的身体在自愈过程中产生一些症状时，如呕吐、拉肚子、发热、咳嗽等，有些父母就会通过打针、喂药来阻止这些症状，这样做虽然可以暂时缓解这些症状带来的不适，但却容易延长疾病的治愈时间，也不利于宝宝免疫系统的发育和成熟。其实，对于有些疾病，只要父母在医生的指导下对宝宝进行正确的护理，宝宝就会通过自愈力获得健康。但要注意的是，相信宝宝的自愈力不等于宝宝有病也不需要看医生，而是要求父母正确地认识疾病。

## 好爸妈，学着自己照护宝宝

照顾生病的宝宝其实并不需要多么高深的理论和特殊的技巧，只要你有满满的爱和细心就足够了。你需要根据宝宝的病情，照顾好他的饮食和生活起居。应尽量提供清淡的食物，让宝宝有食欲，保证宝宝摄入足够的能量和水分。如果宝宝腹泻，要注意其臀部卫生；如果宝宝发热，可以用温水给他擦身体；如果宝宝出疹，要注意给他穿着柔软的内衣，并及时更换……只要用心护理宝宝，基本不会发生什么意外。即使宝宝的病情发生变化，你也一定会有所察觉，能及时带宝宝去看医生。

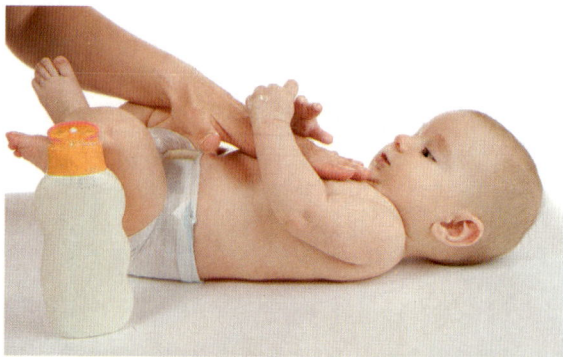

# 二 生病早知道，别延误了病情

宝宝不会无缘无故地生病。有经验的爸爸妈妈都知道，宝宝在生病之前，一般都是有预兆的。爸爸妈妈只要"眼尖"，就能在第一时间察觉到宝宝生病的征兆，从而及时采取相应的预防措施，让宝宝少生病、少遭罪。

## 学会做眼尖的爸爸妈妈

"宝宝和平时不一样""总觉得孩子有点奇怪"……父母有这种感觉的时候，一定要重视，因为宝宝可能生病了。通常，宝宝哭闹、宝宝的食欲和大小便习惯发生改变是父母最容易观察到的，也是宝宝身体异常最为直接的一些表现。

如果宝宝突然大哭大闹，哭声比平时明显大很多，那么很可能是其身体某处出现了疼痛。此时可以用手轻轻抚摸宝宝的全身，观察宝宝是否有蜷曲身体的表现；若有，则表示该处可能是宝宝的痛点。如果宝宝哭的声音软弱无力或不哭，很可能是因为其身体不舒服或受到了强大的压力，也可能是其脏器出现问题、发育或代谢障碍等疾病导致的，应及时带宝宝就医。

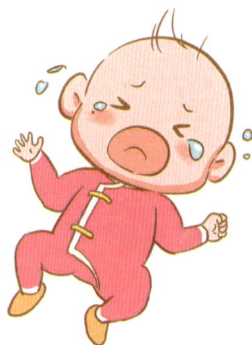

如果宝宝食欲较平时明显降低，甚至吐奶、不吃饭，应观察宝宝是否有发热、口腔内疱疹、呕吐、疼痛等症状；若有，应及时咨询医生。

若宝宝大便次数增加，呈现水样便或有黏液、血迹，表示宝宝可能患上了肠胃炎；若宝宝大便颜色发白或呈灰色，可能是患有胆囊疾病；若宝宝大便中混有鲜血，可能是患上了肛裂、大肠出血、肠息肉、肠套叠等。无论宝宝出现上述哪种情况，父母都必须立即带宝宝就诊。

如果宝宝频繁地产生眼屎或流泪，眼睛肿胀或充血，可能是眼部被感染了，如结膜炎，应尽早就诊。如果宝宝一边用手抓耳朵一边哭泣，或对声音的反应迟钝，可能是患上了耳病，如中耳炎。

# 宝宝健康状况的 7 大观察重点

　　宝宝，尤其是婴幼儿，还不太会用语言来表达自己的感觉。这时，就需要爸爸妈妈来帮忙了。爸爸妈妈们在生活中要学会观察宝宝的身体表征，以便及时察觉宝宝的异常状况。以下提供7个观察重点，供爸爸妈妈们参考。

### 食欲

如果和平时相比，宝宝食欲明显下降，需观察宝宝的脸色、情绪、大小便状况。若都无异常，则无须过于担心，否则应留心宝宝是否生病了。

### 脸色、肤色及眼神

宝宝的脸色、肤色及眼神有异，通常代表他生病了，应及早就医。

### 睡眠及精神活力

宝宝的睡眠习惯改变——变得不易入睡或嗜睡，或是活动力下降，都是宝宝生病的征兆。
应警惕宝宝是否有牙痛、神经痛、瘙痒等症状，或患有消化系统疾病、呼吸系统疾病等。

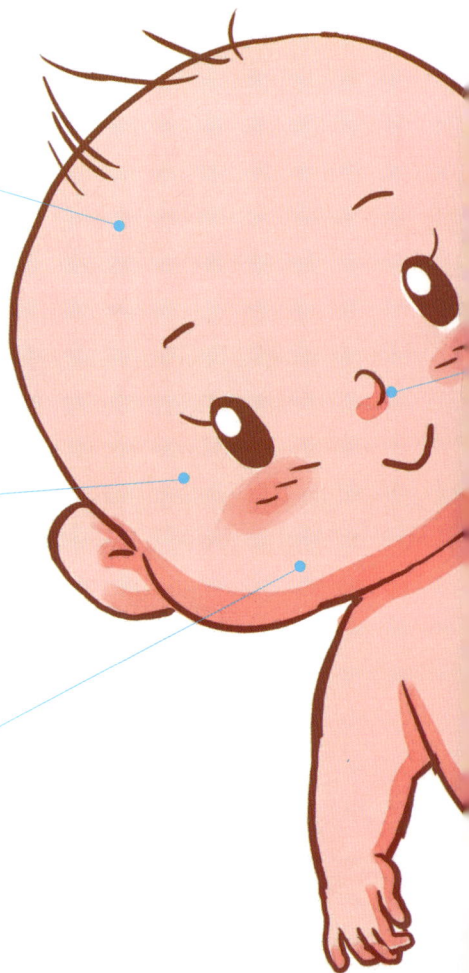

## 情绪状态

宝宝身体不适时最折腾人。宝宝哭闹不停、烦躁不安，表示他可能已经生病了。应赶紧确认宝宝有没有发热、食欲好不好等。如果宝宝比平时更黏人，也可能是生病引起的不适及不安。

## 呼吸是否急促

若宝宝呼吸变粗，呼吸急促，呼吸有异音、喘鸣，甚至呼吸时胸骨上窝、肋骨往下凹陷，可能是患上了肺炎、哮喘或有呼吸窘迫综合征等，家长切不可掉以轻心。

## 腹部是否鼓胀

若宝宝腹部鼓胀，摸起来硬硬的，或同时伴有发热、呕吐等症状，表示宝宝可能生病了，应尽早带他就医。

## 大小便的次数及性状

平时就要观察宝宝的大小便情况，包括次数、量、颜色、气味、形状等。一旦和平时不同，很可能就是生病的征兆，此时要仔细观察宝宝的全身状况。

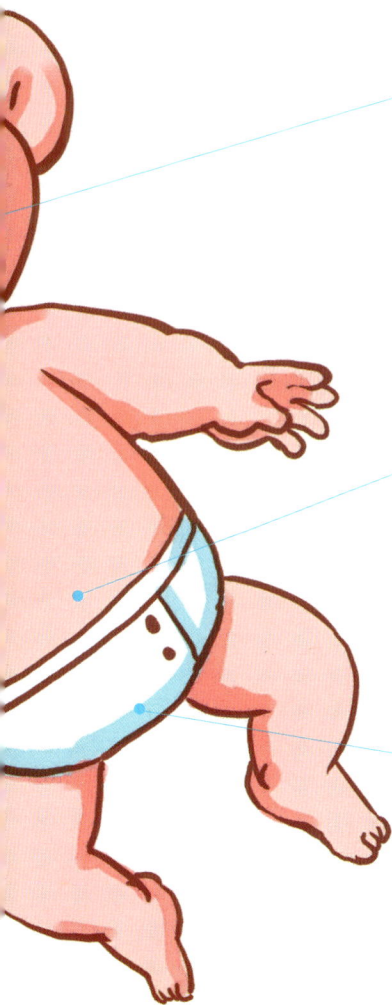

## 懂得一些看舌苔、舌质的常识

传统中医理论认为，观察舌象可以判断身体正气是否充足，有助于了解身体的许多健康信息。看舌象要有顺序：一般先看舌尖，再看舌中、舌侧，最后看舌根部，同时看舌质的色、质和舌苔的厚薄、颜色等。父母如果能懂得一些看舌苔、舌质的常识，那么基本上就可以在第一时间了解宝宝身体的大概情况。

### 看舌质

看舌质通常是看舌头边上一圈的颜色和状态。健康宝宝的舌质通常是湿润的，呈淡红色。

如果舌质颜色朝淡白方向发展，很可能是贫血，体内有寒；舌质颜色发红，说明感染了外来热邪或是体内有热；舌体颜色正常而舌尖发红，意味着心火旺；舌边发红，意味着肝火旺；舌边有牙齿印，则说明身体虚、脾胃消化功能弱；等等。

### 看舌苔

舌苔是指舌体上面覆盖的一层苔垢。正常情况下，宝宝的舌苔应该呈现淡淡的、薄薄的白色，是湿润、不滑不燥的，边上会露出舌质。舌苔是胃气所生，当身体正气不足、脾胃虚弱时，舌体上的微环境就会改变，舌苔的形态也会变化。

如果舌苔消失了，代表胃气虚弱；舌苔发白，说明体内有寒；舌苔黄而舌质红，说明体内有热；舌苔厚腻、发黄而舌质偏淡，说明体内正气不足，以致痰湿加重，这多数是脾胃虚弱引起的食物不消化所致。

给宝宝看舌象时应注意，宝宝刚吃过或喝过东西时，特别是刚吃过有颜色的食物时不要看舌象，以免误导结果。可在宝宝进食至少半个小时以后再看，而且一天内最好多看几次，才能判断准确。晨起不要看舌象，因为宝宝晚上睡觉时身体血液循环慢，湿气会反映出来。若早晨看舌象，舌质往往颜色浅，舌苔会变厚，舌头很干，而这些都是假象，并不能代表一个人白天的身体状态，所以舌象要在白天看。

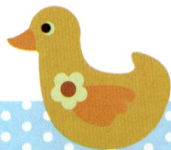

## 巧识宝宝的过敏体质

过敏体质是现在临床上非常常见的一种体质。此类体质的宝宝容易对一些特定的过敏原产生反应，如突然出现打喷嚏、胸闷、剧烈咳嗽、喘促不安、气急，皮肤突然出现皮疹团块，或是持续的晨起及夜间咳嗽（咳嗽较剧烈，通常为干咳）。过敏反应常常发病迅速，却较难缓解。导致此类过敏反应的过敏原既可能是环境因素如花粉、尘螨，也可能是食物因素如牛奶、鸡蛋、海鲜等。

家长在照顾宝宝时，应仔细观察宝宝发病前的饮食和生活习惯，及时发现可能导致宝宝过敏的饮食和环境因素，并注意避开。同时，也方便向医生叙述病情，便于医生诊断。必要时可通过抽血检查来明确具体的过敏原，从而有针对性地避免接触。

> **宝宝过敏体质识别要点：**
>
> 发病迅速，病情反复，病程长；
> 有奶癣湿疹史；
> 皮疹常见；
> 易眼鼻痒；
> 易鼻塞、打喷嚏、流清涕；
> 易咳嗽、喘促；
> 有家族过敏史。

## "笨小孩"要早发现

通常，宝宝的智力发育会呈现以下规律：3～4个月会被逗笑；3～6个月会翻身；5～6个月能伸手抓物；6个月会坐，最迟7个月能坐稳；8～10个月能爬，能扶栏站立；12～15个月能独走；12～18个月会说话。

相较于"低能儿"，人们更愿意称智障的孩子为"笨小孩"。如果宝宝的智力发育明显落后于同龄人，应考虑有"笨小孩"的情况。"笨小孩"一定要早发现，因为宝宝在3岁左右大脑就基本发育完成，拖到学龄后才发现，通常为时已晚。

> **"笨小孩"早察觉：**
>
> 眼神不灵，眼神反应"慢半拍"；
> 超过7个月没有认生现象；
> 8个月大时还不会坐；
> 2岁以后还不会说话；
> 2岁左右才会走路。

# 三 日常生活早准备，防止慌乱

对于生病的宝宝来说，家长应该是一个细心的观察者、一个理智的照护者和一个准确的报告者，而不应一味地慌乱无措、病急乱投医。这就需要家长在日常生活中早做准备，如给宝宝准备专用的急救箱、有一位可以随时咨询的医生和准确记录宝宝的病史。

## 准备宝宝专用的急救箱

宝宝身体不适或意外受伤时，父母可以采取简单的急救措施。父母除了要了解基本的防护小常识之外，还应准备一个宝宝专用的急救箱，以备不时之需。

一般来说，给宝宝准备的急救箱中应包括如下物品：

| | |
|---|---|
| ○ 婴儿润肤油 | ○ 消毒纱布 |
| ○ 镊子 | ○ 绷带 |
| ○ 剪刀 | ○ 冰袋 |
| ○ 棉球、棉签 | ○ 体温计 |
| ○ 消毒液 | ○ 量杯、量勺或有刻度的滴管 |
| ○ 小手电筒 | ○ 吸鼻器 |
| ○ 创可贴 | ○ 各种类型的药膏 |
| ○ 透气胶带 | ○ 急救药品 |

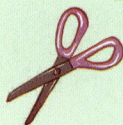
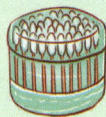
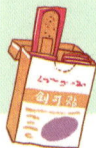

宝宝急救箱应置于安全干燥、方便取放的地方，避免阳光直晒，而且最好放在宝宝拿不到的地方。每2～3个月要检查一次急救箱，确认其中是否有物品已经过期或用完。

## 为宝宝挑选合适的医生

宝宝还小，体质较弱，感冒、发热、拉肚子是难免的，父母最好固定一名医生为宝宝诊病。为宝宝选择的医生应该是经验丰富的儿科医生，因为他对宝宝各年龄段疾病都比较了解，治疗起来更得心应手。如果你的宝宝从小到大一直都找他看病或查体，他就会对宝宝的健康状况，包括病史和过敏史都非常了解，会像朋友一样提醒你给宝宝提供什么样的饮食、如何让宝宝通过运动保持健康、应该接种哪种疫苗等。你在育儿中遇到的许多问题，都可以从他那里及时得到回复。

## 活用宝宝健康手册或育儿日记

宝宝生病的原因很复杂，但疾病的发生却有规律可循。家长只要能掌握这样的规律，及时有效地预防，就可以少走许多弯路。细心的家长平时不妨仔细观察宝宝生病前、生病后的情况，为宝宝详细记录生病日记，包括宝宝的用药情况、照护过程中的大小事等，然后整理成宝宝健康手册或育儿日记。这样做，一方面，可以记录宝宝的成长点滴，方便在家照顾宝宝；另一方面，可以为医生提供详细的病情记录，帮助医生做出诊断，让宝宝得到合理的治疗。

那么，育儿日记应该如何写？一般来说，记录宝宝的成长和健康日记时应重点关注：宝宝的日常生活起居，包括饮食和一天的活动状况、大小便次数和性状、体重和发育记录等；宝宝生病时的症状，如体温情况、大小便情况、是否咳嗽等，以及生病持续时间；生病前的饮食、睡眠、穿衣和环境情况；如果是过敏的宝宝，应记录好环境中的过敏原、过敏饮食，并注意避开；等等。

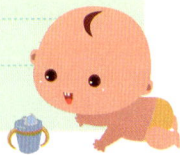

育儿日记

5月3日

宝宝今天有点没精神

体温：37.5℃

大便：棕黄、有点稀

5月4日

# （四） 父母须知，宝宝照护要点

宝宝跟大人一样，生病或疼痛时也需要别人的帮助。但宝宝和大人又不同，他们通常没法清楚地告诉家长他哪里疼、需要什么。因此，照护生病的宝宝通常需要家长付出更多的耐心和细心，无论是在饮食、服药还是其他生活起居方面。

## 正确服药，顺利喂药

医生通常会根据宝宝的症状、体重等综合指标给宝宝开药。家长需要向医生询问清楚药物的使用及保存方法、起效时间以及有药物不良反应时该如何处理等，然后再根据实际情况给宝宝喂药。

### 正确服药

确认服药的剂量、次数和方式：一天吃几次？每次吃多少？饭前吃还是饭后吃？是否能和食物混在一起喂？……如果药品包装上的说明与医生说的不同，一定要确认一下。给宝宝喂药最好用一个有刻度的勺子或滴管，尽可能精确用药。用药一定要足量、足疗程，不要因为宝宝感觉好点了就停止用药，以免造成病情反复。给宝宝服药或涂药之后，要注意观察宝宝的病情变化，并记录下来。若遵医嘱用药后病情不见改善，一定要及时复诊。

### 顺利喂药

绝大部分宝宝对吃药都很抗拒，所以作为家长，你得掌握一些喂药的技巧。可以把压碎的药放在面包或宝宝喜欢的零食中，或是用少量牛奶混着吃（如药品说明书上标明不能与食物同服，则不可）；与宝宝一起玩他喜欢的游戏，在宝宝专注于游戏的时候乘机喂药；适时使用喂药工具，如滴管或针筒式喂药器，轻按宝宝的下巴让他张嘴，就可以用器具将药物顺利推进宝宝的嘴里；喂完药可以给宝宝奖励，比如给宝宝买他很久之前就想要的玩具，拥抱、亲吻宝宝，夸他勇敢，几次之后喂药就会越来越顺利。

## 怎么给生病的宝宝喂奶、喂饭？

宝宝生病期间的喂养很重要，这关系到宝宝能否早日康复。一般来说，若哺乳期的宝宝生病了，不应停止哺乳；若宝宝吮吸有困难，可将母乳挤出后用小匙喂。若非哺乳期的宝宝生病了，家长应注意如下事项：

◎ 很多宝宝生病期间食欲不好，不想吃饭，家长要提供更丰富的食物，并考虑到宝宝的喜好，以唤起他的食欲。

◎ 宝宝生病期间脾胃功能减弱，应提供清淡、温软、易消化且富有营养的高蛋白高糖饮食，并注意以少量多餐的方式让宝宝进食。

◎ 宝宝不想吃饭时不要勉强他进食，否则可能造成呕吐等，反而不利于宝宝身体恢复。

◎ 摄水量一定要充足，最好让宝宝喝温白开水，新鲜果汁、牛奶也可以。另外，还可以准备一些蔬菜汤、清鸡汤等给宝宝喝。

◎ 宝宝在病情恢复期，食欲可能会大增，此时仍要注意坚持清淡饮食，饮食的量应逐渐增加。

## 把握好病中、病后洗浴的时机

一般情况下，宝宝生病时是不适宜洗澡的，特别是宝宝感冒，腹泻并伴有呕吐，患有严重湿疹或烧伤、烫伤时，更不宜洗澡。因为宝宝在这些情况下洗澡，容易着凉或引发新的疾病。宝宝食欲不好、精神状态不佳，是生病的预兆，此时也不宜洗澡，否则易引发疾病。若宝宝退热还不到两天，也不宜洗澡，因为病后宝宝的抵抗力弱，此时洗澡容易再次感冒。

虽然有些情况下不能洗澡，但宝宝生病期间的卫生仍然要保证。宝宝腹泻时，一定要注意保持其臀部卫生。宝宝发热时会大量流汗，要频繁地用温湿毛巾给他擦拭身体，并及时给他更换贴身衣物。待宝宝病愈后3天左右，就可以给他洗澡了。

## 宝宝生病时，室内环境如何安置？

宝宝生病时，营造舒适的室内环境非常重要。首先，室内环境应保持安静，太过喧闹的环境会让宝宝心情烦躁，不利于其休养生息，病自然不容易好。其次，要保证室内空气清新、对流。夏天不要让宝宝长时间吹空调、吹电风扇，否则容易感冒而加重病情。在冬天，有些家长认为天冷时通风换气会凉着宝宝，这个想法是错误的。冬天室温过高，空气不流通，特别是有暖气和空调的居室，若不及时通风换气，可能会导致宝宝呼吸道干痒，久而久之就会加重感冒和发热的症状。最好在居室里备一台加湿器，以免屋内空气干燥引发上呼吸道疾病。冬季通风最好选择午后阳光充足时，换气时间的长短可根据天气的状况来定：碰上阴冷的天气，15分钟就足够；有温暖阳光的天气，通风1小时或更长时间也没有关系。

## 宝宝生病时，如何安排其日常活动？

在宝宝生病期间，爸爸妈妈除了要谨遵医嘱定时给他喂药之外，还要照顾好他的饮食起居。常言道"宝宝不会装病"，宝宝生病后可能不像平时那样爱活动了，这是肌体需要休息的信号，此时就应该让宝宝得到充足的休息。但是，宝宝往往很难控制自己，无法安静地休息。这时，妈妈可以陪宝宝安静地躺着，与他聊天，抚摩他的头部、背部；还可以把宝宝抱在怀里，给他讲故事，陪他听音乐、玩玩具等。

另一方面，宝宝生病后往往不想吃东西。有的父母给宝宝准备了他平时喜欢吃的食物，希望增加他的食欲，但效果往往不佳。宝宝生病时，最适宜他的食物就是流质或半流质食物，所以可以给宝宝准备一些大米粥、软鸡蛋面、酸奶、果汁等。

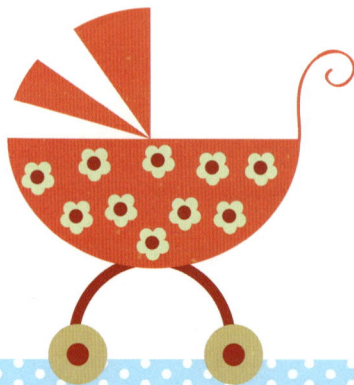

# 五 未雨绸缪，预防小儿常见病

宝宝尚处在生长发育的重要阶段，其肌体脏腑的形态尚未成熟，各种生理功能尚未健全，这时候最容易受到疾病的侵袭。爸爸妈妈作为监护人，要做到未雨绸缪，采取有效的防御措施，使宝宝远离疾病、健康成长。

## 宝宝的营养多一分，身体会健康十分

营养是儿童生长发育的重要基础。婴幼儿时期是人生长发育的第一个高峰期，无论是身高、体重还是大脑和神经系统都迅速发育。这一阶段的宝宝新陈代谢旺盛，活动量也随着年龄增长不断增加。这一阶段的营养饮食是要为将来的身体健康打基础的，此时给宝宝的营养多一分，其身体就会健康十分。因此，科学、合理地安排宝宝的饮食是极其重要的。宝宝不但要吃好，还要吃得科学、吃得合理、吃得健康，每天平衡、合理的营养尤为重要。处于正常生长发育期的宝宝，需要从食物当中摄取大量的营养物质。没有营养物质的摄取做保证，宝宝的生长发育就会出现各种各样的问题，甚至产生各种各样的疾病。所以，营养的摄取对于一个正处于生长发育旺盛期的宝宝来说，是非常重要的。

## 顺时调养，宝宝少生病

我们生活在天地间，与自然界息息相关，应该顺应四季的变化进行自我调节。宝宝对外界环境变化反应敏感，更应该如此。

春季，天气逐渐暖和起来，所有的生命都开始复苏、伸展、向上向外生长，到处是一片欣欣向荣的景象。此时宝宝们也在"生发"，他们开始吵闹着要去外面玩，饭量开始增加，个头迅速蹿高。爸爸妈妈在春天可以让宝宝适当早起，穿着舒适，多去外面活动，锻炼身体。爸爸妈妈还可以与宝宝一起做游戏，让宝宝思维活跃、心情舒畅。

夏季天气炎热，草木茂盛美丽。但气候的炎热让人难耐，尤其是平时就怕热的宝宝们。夏季养生要相对地晚睡早起，以保持阳气旺盛。爸爸妈妈可让宝宝在外面玩耍的时间长一些，使其适量出汗，借助自然界之阳气长养人身之阳气。

秋季自然界万物的形态逐渐平定下来，不再表现出明显的生长状态，大地一片清肃。此时阳气开始收敛，阴气逐渐上升。宝宝们要减少外出玩耍的时间，早睡早起。爸爸妈妈要引导宝宝稳定思绪，避免使其意志过于活跃。夏天的冷饮、西瓜要收起来了，让宝宝多吃当季的苹果、梨、橘子、甘蔗等，以润养肺胃之阴。

冬季天气寒冷，水冰地坼，阴寒之气最盛，中医认为在此季节尤其要注意保护人体的阳气。此时爸爸妈妈最好少让宝宝在太阳落山后外出活动，并让宝宝早睡晚起，避免其体内阳气过多耗散。但是这并非主张宝宝们整个冬天都足不出户，冬季锻炼身体也是必要的，外出时间最好选择上午10点至下午4点之间，气温不太低、风力不大的时候。

## 了解与陪伴，帮助宝宝健康成长

陪伴是爸爸妈妈送给宝宝最好的礼物，可以帮助宝宝健康快乐地成长。爸爸妈妈是宝宝的靠山，家庭是宝宝必不可少的避风港，只有在家庭中体会到了爱与安全的宝宝，身体才会更加健康，才能一往无前、扬帆远航。而爸爸妈妈奉献出时间和精力，给宝宝以了解与陪伴，就是这种安全感的来源。

爸爸妈妈了解自家宝宝的身体状况、心理活动，才能在宝宝需要的时候及时地给予支持、鼓励和帮助。而陪伴是一种无声的爱，它表现在爸爸妈妈身上就是一种默默的守候。当宝宝受伤、生病，遇到困难、挫折和委屈时，爸爸妈妈的陪伴就是最好的照护。有了爸爸妈妈在身边，宝宝在心理上会得到莫大的安慰，会更有力量从困境中走出来。

## 预防接种，宝宝少生病

疫苗接种是预防传染病最简便有效的措施，因此必须要给宝宝接种疫苗。下面是我国计划内免疫疫苗一览表：

| 年龄 | 接种疫苗 |
|---|---|
| 出生24小时内 | 卡介苗、乙肝疫苗 |
| 1个月 | 乙肝疫苗 |
| 2个月 | 脊灰灭活疫苗 |
| 3个月 | 脊灰减毒活疫苗、百白破疫苗 |
| 4个月 | 脊灰减毒活疫苗、百白破疫苗 |
| 5个月 | 百白破疫苗 |
| 6个月 | 乙肝疫苗、A群流脑多糖疫苗 |
| 8个月 | 乙脑减毒活疫苗、麻风疫苗 |
| 9个月 | A群流脑多糖疫苗 |
| 18个月 | 百白破疫苗、麻腮风疫苗、甲肝减毒活疫苗 |
| 2岁 | 乙脑减毒活疫苗 |
| 3岁 | A群C群流脑多糖疫苗 |
| 4岁 | 脊灰减毒活疫苗 |
| 6岁 | 白破疫苗、A群C群流脑多糖疫苗 |

## 定期进行健康检查，守护宝宝健康

定期健康检查是保护、促进宝宝健康成长的重要措施，通过定期健康检查，可了解宝宝的体格生长情况、神经心理发育是否正常、营养摄取是否合理等各方面情况。在每次检查过程中，医生会告诉家长目前宝宝有哪些不利于健康的危险因素，并指导家长如何去除这些危险因素，以保证宝宝健康成长。尤其是1岁以内的宝宝，他们生长发育很快，饮食花样变换多，更需要定期健康检查。

定期健康检查可在宝宝居住地的各级妇幼保健机构、卫生院、综合医院内进行。最好是就近做检查，这样不仅方便，还可避免路途过长引起宝宝疲劳以及接触的环境复杂而发生疾病的交叉感染。

宝宝年龄越小，健康检查的次数就越多。一般而言，宝宝在1岁前，每3个月检查一次。如发现宝宝有疾病及异常情况，如维生素D缺乏性佝偻病、缺铁性贫血等，则需要每个月检查一次，以便宝宝得到及时治疗。

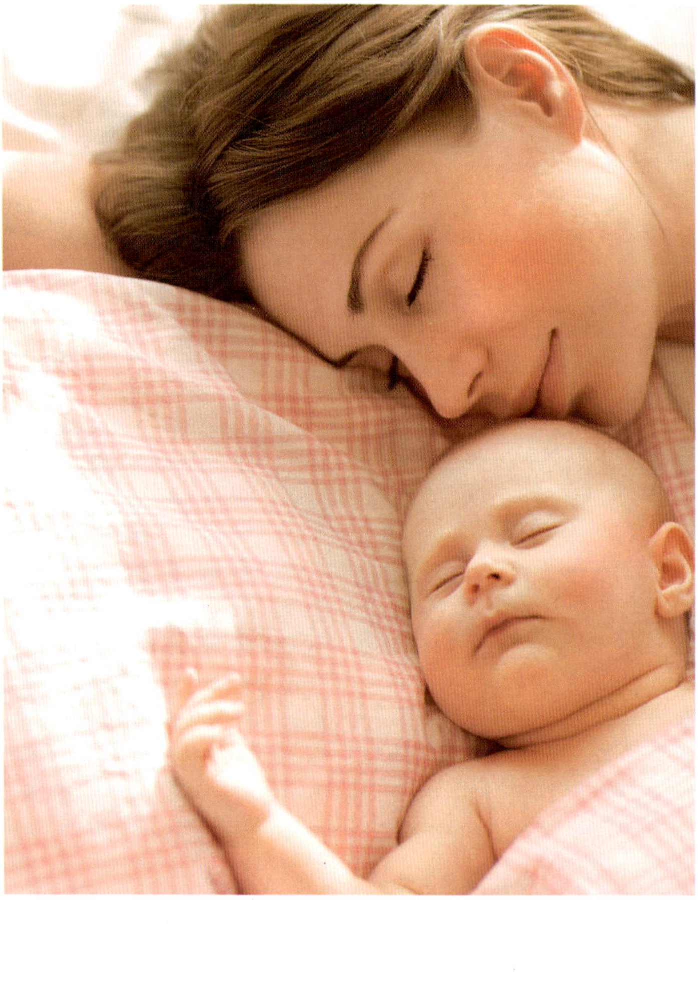

# 当宝贝身体出现异常时，要迅速应对

发热、感冒、咳嗽、厌食、腹泻……各种疾病总是不时侵害宝宝娇嫩的身体。宝宝生病不可怕，父母敏锐地发现病状、迅速地做出反应是关键。本章收录了27种小儿常见病的相关常识和居家照护细则，您应该知道。

# 一 发热

小儿发热是指小儿体温异常升高，是小儿常见的一种症状，许多疾病一开始都表现为发热。小儿发热通常是身体对外来细菌、病毒等病原体侵入的一种警告，是婴幼儿天生的一种自我保护机制。临床可表现为面赤唇红、烦躁不安、呼吸急促等症状。

## 检查宝宝的体温情况

当家长亲吻或触摸宝宝的前额时，如果感觉到比较热，就说明宝宝可能有发热症状。此时，家长需给宝宝测量体温，确认是发热还是体温较高，并采取应对措施。

### 什么情况下算发热？

给宝宝测量体温有多种方式，家长自行测量时通常会采用腋窝测温的方式。腋窝测温时，首先把体温表甩到35℃以下，然后将其夹到宝宝的腋窝处，等待5分钟左右，取出查看。现在有更方便的电子体温计，通过额头或腋下测量宝宝体温，只需按说明书操作即可，读数更加便捷。一般情况下，小儿正常体温可波动于35.5～37.2℃，超过37.2℃一般可认为是发热。进一步划分为：37.3～38℃为低温发热，38.1～39℃为中度发热，39.1～41℃为高热，超过41℃为超高热。通常，宝宝体温超过38.5℃，就要给他服用退热药物，以免高热惊厥。

### 发热时应考虑到的疾病

对待发热，不应仅关注体温。发热通常是疾病的一种症状表现。引起发热的原因有很多，比如感冒、急性咽炎、扁桃体炎、肺炎等呼吸道疾病，急性胃肠炎、腹泻等消化道疾病，幼儿急疹、水痘、流行性腮腺炎、猩红热等传染性疾病。

因此，对于发热的宝宝，特别是体温超过39℃的宝宝，家长要仔细观察其症状表现，并寻找引起发热的原因。这样，一方面可以做到心中有数，另一方面可为医生提供可靠的信息，并在医生的指导下正确治疗，将宝宝体温控制在38.5℃以下。

## 体温管理、调节要点

宝宝体温在38.5℃以下时，一般不需要特别处理，但需多观察、多给宝宝饮水，并辅以物理降温，保持体温不超过38.5℃。其间，可每3~4小时给宝宝测量一次体温，同时观察宝宝的精神状态、身体症状及其变化情况。

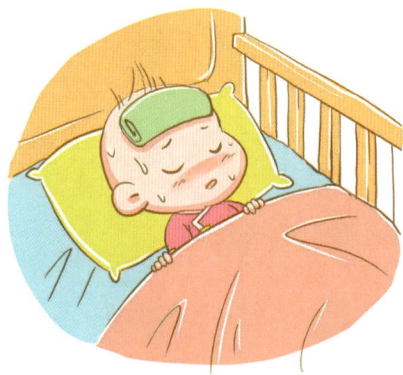

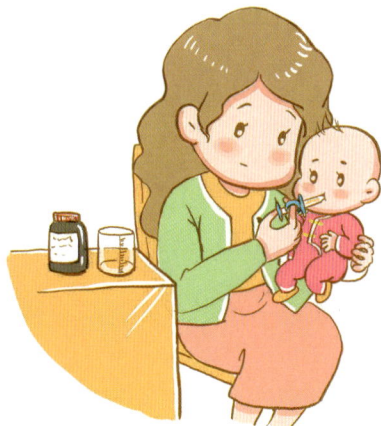

当宝宝体温超过38.5℃，但没有其他明显症状时，可遵医嘱给宝宝服用退热药物，同时辅以物理降温。其间，需加强病情观察，可每1~2小时测一次体温。宝宝服药后，体温降至38℃以下即可，不可过低，因为适当的低热可以促进宝宝免疫系统成熟。

### 需要带宝宝就医的情况

3个月以内的宝宝体温超过38℃时，要立即去医院就诊。3个月以上的宝宝体温超过38.5℃，同时出现以下异常症状之一时，应该带宝宝去医院就诊：使用居家护理策略，但宝宝体温仍居高不下；宝宝排尿少，而且口腔干燥，哭时泪少，精神状态差；持续腹泻、呕吐；宝宝诉说头痛、耳痛、颈痛等；持续发热超过72小时。

## 生活照护细则

在家照护发热宝宝，首先要有效地做好物理降温。应尽可能保证宝宝液体的摄入，只有体内水分增加，通过皮肤蒸发水分散热才会有效果。在适当提高室温的前提下，尽可能给宝宝减少穿盖衣物，以利于其皮肤散热。

洗温水澡、用温热毛巾湿敷等，可令宝宝皮肤血管扩张，利于体内热量散出。冰袋或冰贴、温水擦浴等也会有一定的降温效果，不过只会带走局部皮肤的热量，退热效果有限。

另外，要做好患病宝宝的身体护理和环境护理。具体照护方法为：

○ 让宝宝多休息。足够的卧床休息可以帮助宝宝减轻全身的代谢负担，减少能量消耗，有利于身体康复。

○ 给宝宝提供合适的休息环境。室温要保持在18~22℃，湿度保持在55%~60%。保持室内安静、空气新鲜，定时开窗通风。

○ 给宝宝做好口腔和皮肤护理。高热时口腔容易滋生细菌，引起舌炎、牙龈炎等，因此要及时给宝宝清洁口腔，最好让宝宝每次进食后都用盐水漱口。高热过程会大量出汗，要帮宝宝做好皮肤护理，及时帮他擦干汗液、更换衣服，以保持皮肤干燥清洁。

## 饮食调理要点

○ 补充优质蛋白质。发热是一种消耗性疾病，应给宝宝补充适量的优质蛋白质，如肉末汤、蒸鱼等，但要注意少油腻。

○ 补充足够的水分。母乳、白开水、果汁、水果等都可以用来补充水分，最好让宝宝饮用温白开水。多喝水还可以促进排尿，有利于降温和毒素的排泄。

○ 以流质、半流质饮食为主。发热的宝宝胃肠蠕动减慢，消化功能减弱，宜少食多餐。家长应根据病情为宝宝提供流质或半流质饮食，如面汤、稀粥、藕粉糊等，以清淡为宜。

○ 忌强迫进食。如果宝宝实在没有胃口，切忌强迫他进食，否则不仅不能促进宝宝的食欲，还会引起宝宝呕吐、腹泻等，加重病情。

# 藕粉糊

| 材料 |

藕粉 120 克

| 做法 |

1 将藕粉倒入碗中，倒入少许清水，搅拌匀，调成藕粉汁，待用。

2 往砂锅中注入适量清水，用大火烧开。

3 倒入调好的藕粉汁，边倒边搅拌，至其呈糊状，用中火略煮片刻。

4 关火后盛出煮好的藕粉糊即可。

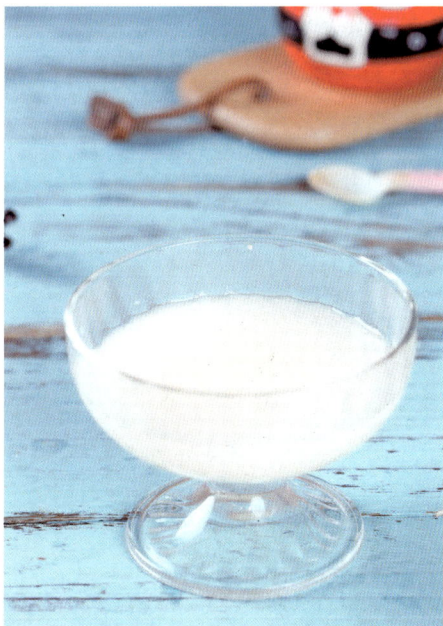

扫一扫二维码
跟视频做美食

# 二 感冒

感冒又称上感，即上呼吸道感染，是小儿最常见的疾病之一，一年四季均可发病。感冒大部分是由病毒感染引起的，少数为细菌或肺炎支原体引起。感冒是一系列症状的组合，包括流鼻涕、打喷嚏、咳嗽、发热等。

## 感冒分两种：流感和普通感冒

我们平日所说的感冒可分为普通感冒和流行性感冒（即流感）。普通感冒又称上呼吸道感染，多发于晚春和初秋季节，有自愈性，不引起流行。而流行性感冒，简称流感，是一种由流感病毒引起的疾病，传染性极高，可以短时间内在大范围人群中流行，常见于冬、春季。

### 普通感冒

普通感冒常常起病较急，其症状可能包括流鼻涕或鼻塞、咽痒或咽痛、咳嗽、轻微的身体疼痛或头痛、打喷嚏、流眼泪、低热、轻度疲劳等。普通感冒一般不会导致高热。最主要的传播媒介是手，其次为飞沫。病毒经鼻、口、眼进入体内，主要在鼻咽部复制。普通感冒是一种自限性疾病，发病期一般在3～5天，如无并发细菌感染，5～7天患者便会自动痊愈。

### 流感

流感的症状通常比普通感冒重。流行性感冒起病很急，有传染性，症状易变，以全身中毒症状为主，呼吸道症状较轻。通常一开始就发热，体温可高达39～40℃，并伴有畏寒、全身不适、头昏头痛、肌肉和关节痛、咽喉痛、打喷嚏及流涕、鼻塞等。高热持续3～5天后，全身症状减轻，咳嗽等呼吸道症状逐渐加剧。流感病毒感染一般数日内可自愈，也有病程迁延1个月者。值得注意的是，幼儿或年老体弱者患流感后易继发细菌感染，如合并肺炎等，严重时有生命危险。

## 小儿感冒防治要点

普通病毒性感冒是一个自限性的过程，无须特别治疗，家长只需仔细照护宝宝，让宝宝待在舒适的环境中，大部分宝宝都能度过这个自然病程。如果宝宝感冒症状较重，可由医生确定病情，采取对症支持、改善症状的原则进行治疗。所谓对症，即当患儿有发热、流鼻涕、咳嗽等感冒症状的时候，可以采取相应的措施。例如，宝宝发热，可控制体温不要超过38.5℃。药物治疗应建立在液体摄入量充足的基础上，一般来说，对2岁以下的宝宝尽可能不用药，2~4岁的宝宝慎用复方感冒药。总之，一般情况下没有必要给宝宝服用过多的药物，单纯的病毒性感冒更没有必要服用抗生素。

流感的治疗与普通感冒的治疗大致相同，通常是对症支持治疗，注意监测体温等方面的情况。但当宝宝精神状况明显不佳，或出现其他异常症状时，要立即带他到医院就诊。

### 小贴士：

新生儿、哮喘儿或患有先天性心脏病的宝宝，最好尽早就医。如果宝宝在患病期间拒绝进食，或咳嗽超过3天没有好转，甚至出现呼吸短促、音哑、发热等，应当立即就医。

对于小儿感冒，总体而言，防胜于治。以下是预防感冒的几个措施，家长注意趋利避害，就能有效减少宝宝患感冒的概率。

○ 平时注意多让宝宝锻炼身体、参加户外活动，以增强抵抗力。

○ 注意天气变化，及时给宝宝增减衣服，雾霾较重的天气不要外出。

○ 居室要经常通风换气，保持适宜的温度和湿度。

○ 如果家中其他成员患了感冒，要注意与宝宝保持距离，避免亲密接触，防止交叉感染。

○ 在感冒流行季节，少带宝宝去公共场所。

○ 每年在季节或天气变换较为明显时，要给宝宝接种最新的流感疫苗。家中的老人也要尽量接种流感疫苗。

## 生活照护细则

随时观察宝宝体温，如果宝宝发热，要注意降温，保证其体温不超过38.5℃。注意让房间保持适宜的温度，避免宝宝过热或过凉。

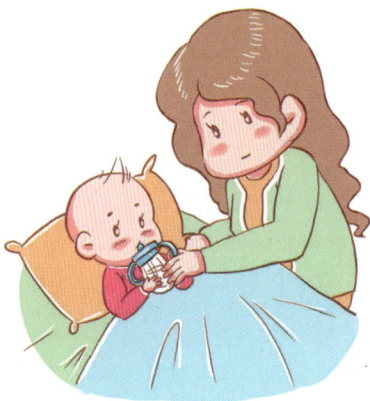

尽可能保证液体的摄入，让宝宝多饮温白开水，加速新陈代谢。同时，保证宝宝的休息和睡眠，帮助宝宝尽快康复。

让宝宝多休息。如果宝宝鼻塞，应帮助他抬高上身或让他侧躺，以缓解他的呼吸困难。可以在宝宝鼻孔下方放一块热气腾腾的毛巾，让蒸汽钻进他的鼻孔，有利于呼吸通畅。

## 🍼 饮食调理要点

○ 病情较轻时照常饮食。如果宝宝病情不严重，饮食可照常进行。如果父母觉得宝宝身体不好，吃得太少，可在两餐之间为他提供一些健康的小食品和饮品，如小面包、西红柿汁、苹果汁等。

○ 多吃新鲜水果、蔬菜。新鲜的水果和蔬菜中含有丰富的维生素C，有助于提高宝宝的免疫力，如橙子、苹果、猕猴桃、生菜等。而且新鲜的蔬菜、水果还能增进食欲，帮助消化。

○ 饮食宜清淡，多吃易消化的食物。宝宝感冒后，脾胃功能一般会减弱，吃些清淡、易消化的食物，有助于减轻脾胃负担，如稀粥、烂面条、鸡蛋汤等。

# 🍴 鲜橙葡萄柚汁

### 材料

葡萄柚 1 个，橙子 1 个，柠檬 1/8 个

### 做法

1. 将葡萄柚横向对切，然后用手动榨汁机榨汁。
2. 将橙子对半切开，再切成小瓣，去皮，然后将果肉切成一口大小。
3. 将柠檬挤出汁，备用。
4. 将橙子放入榨汁机榨汁，再倒入葡萄柚汁、柠檬汁，搅拌均匀。
5. 将搅拌好的果汁倒入杯中即可。

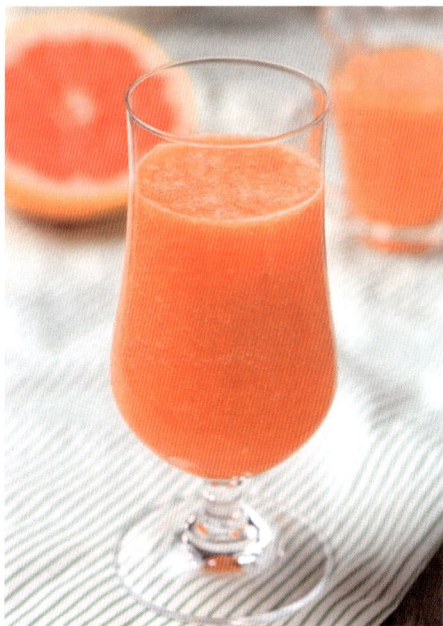

扫一扫二维码
跟视频做美食

# 三 咳嗽

咳嗽是气管或肺部受到刺激后产生的反应，是小儿常见的呼吸道症状。小儿咳嗽多由呼吸道炎症引起，引起炎症的原因包括病毒、细菌和其他病原体感染等，可涉及鼻炎、咽炎、喉炎、支气管炎、肺炎等多种疾病。异物吸入也是引起小儿咳嗽的常见原因之一。

## 咳嗽是人体的自我防御机制之一

咳嗽和发热一样，属于人体的自我保护机制之一。人的呼吸道的黏膜上有很多绒毛，它们不断地向口咽部摆动，清扫混入呼吸道的灰尘、微生物及其他异物。在呼吸道发生炎症或有异物侵入时，渗出物、细菌、病毒及被破坏的白细胞混合在一起，像垃圾一样，被绒毛送到气管。这些东西堆积多了，可刺激神经冲动，引起咳嗽，将那些呼吸道的"垃圾"排出来。若硬是用药阻止咳嗽，这些"垃圾"会越积越多，从而加重感染，甚至阻塞气道。

所以，不要一味地认为宝宝咳嗽是坏事。宝宝咳嗽意味着他的防御能力是正常的。那些没有咳嗽却患了肺炎的宝宝，身体防御能力反而可能较差。

## 检查宝宝的咳嗽情况，正确应对

小儿咳嗽从表现上来看，分为干咳和湿咳。干咳往往是刺激性咳嗽，咳嗽时没有痰，常常在得了喉炎、突然闻到一股非常强烈的气味、大哭或吸入了异物之后出现。湿咳是指咳嗽带痰，咳嗽时往外排分泌物。不管是干咳还是湿咳，都是人体的正常防御机制。

不过，如果宝宝咳嗽较为严重，或一直不好，家长需找出引起咳嗽的原因，并采取有针对性的应对措施。

○ 一般来说，呼吸道感染造成的咳嗽全天都会发作，过敏造成的咳嗽会突然发作，鼻炎造成的咳嗽会在宝宝平躺后发作。

○ 如果咳嗽仅在半夜和清晨出现，多与上呼吸道有关，特别是与鼻炎、腺样体肥大有关。因为，夜间平躺睡觉时，鼻部或鼻后部腺样体的分泌物会倒流进入咽部，当分泌物积存一定量后会刺激咽部出现咳嗽。而白天，这些部位的分泌物会逐渐通过流涕或吞咽过程消耗，因此没有明显的咳嗽症状。

○ 如果宝宝夜间或清晨咳嗽，特别是睡觉时伴有打鼾现象，应该带宝宝看耳鼻喉科医生。通过检查确定引发咳嗽的原因，使宝宝获得针对性治疗。家长不要轻视宝宝打鼾现象。打鼾意味着上呼吸道通畅度不良，长期下去，容易因慢性缺氧影响宝宝的脑发育，导致宝宝性格异常、记忆力下降等。

○ 如果宝宝突然出现剧烈咳嗽，而且伴有面色发紫、呼吸困难，常常是有异物吸入。如果异物较小，一般会自行咳出；若不能自行咳出，需紧急处理并立即就诊。

○ 如果宝宝一进入某种环境，如每次一玩毛绒玩具就咳嗽，往往与环境过敏有关，如尘螨、霉菌等。此时，家长一定要详细对比引发宝宝咳嗽的环境和平时生活环境的不同，找出过敏原，并注意在生活中回避过敏原。

○ 如果宝宝一到幼儿园就咳嗽，可能与他和其他患有呼吸道感染的宝宝密切接触有关。若咳嗽反复出现，应考虑是过敏所致。家长需了解幼儿园的饮食和生活环境，结合过敏原检测，找出致病原因。切勿滥用抗生素治疗。

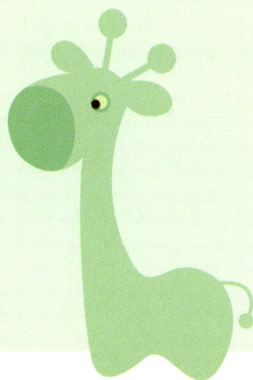

## 生活照护细则

室内过于干燥，宝宝的上呼吸道就会受到刺激，容易引起咳嗽。秋冬季室内干燥时，可使用加湿器调节室内湿度。使用加湿器能使嗓子湿润，便于痰液的排出。

但要注意经常清洗加湿器并做好消毒工作，否则加湿器反而会变成病菌滋生的场所，起到反作用。

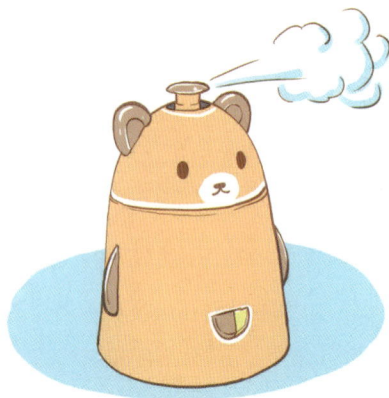

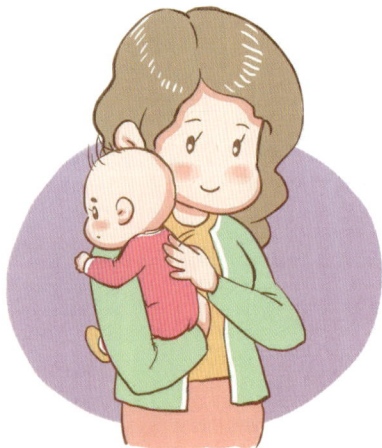

宝宝躺着的时候，可以在褥子上面垫上一层软垫，让宝宝的上半身保持稍微撑起的姿势。若宝宝咳得很严重，可以将宝宝竖着抱起来，帮他拍拍背，这样可以让宝宝呼吸顺畅许多，而且有利于痰液的顺利排出。

灰尘或香烟的烟雾会刺激咽喉引起咳嗽，因此应注意保持宝宝房间的清洁卫生。若宝宝对螨虫过敏，家中就不要使用地毯，并做除螨处理，也不要让宝宝玩毛绒娃娃等不易彻底清理的玩具。

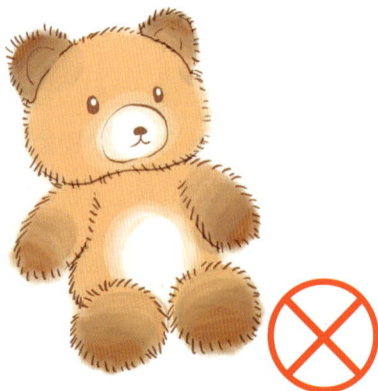

## 饮食调理要点

○ 保持清淡饮食。宝宝咳嗽期间咽部可能会有炎症，应该给宝宝提供营养丰富、清淡且易消化吸收的食物。

○ 多吃新鲜的蔬菜和水果。新鲜的蔬菜和水果可以为宝宝补充足够的维生素和矿物质，对止咳很有帮助，如胡萝卜、西红柿、西蓝花、雪梨等。

○ 多喝温开水。保持咽部的湿润有利于痰液咳出，宝宝咳嗽期间，妈妈可以少量多次地给他喂水，且最好是温白开水。忌用饮料代替白开水。

○ 忌食虾、蟹。虾、蟹等性质寒凉，容易加重咳嗽，而且容易导致过敏。过敏也会加重咳嗽症状。

## 烤雪梨

| 材料 |

雪梨 2 个，红枣适量

| 调料 |

冰糖适量

| 做法 |

1  把雪梨洗干净，用刀将带蒂的一边切下一小块，再用小汤匙把梨核挖出来。

2  将红枣洗净擦干，与冰糖一起放入雪梨中，再将刚刚切下的小块放回雪梨上，用牙签固定好。

3  用锡箔纸将两个梨分别包裹好，放在烤架上用小火烤至出汁即可。

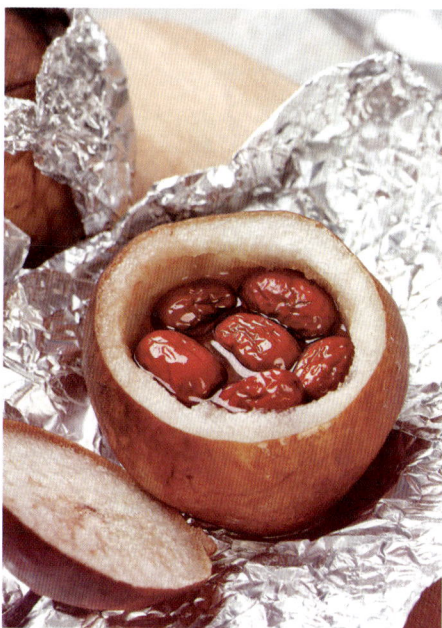

扫一扫二维码
跟视频做美食

# 四 小儿肺炎

小儿肺炎是婴幼儿常见的一种疾病。小儿肺炎没有成人肺炎的明显症状，不易察觉，但是危害相当严重，父母要对其有一定的了解，以及早预防和及时发现病情、及时治疗。免疫功能低下或患有先天性心脏病的幼儿，较易患严重肺炎。

## 小儿肺炎的症状与诊断

肺炎是指终末气道、肺泡和肺间质的炎症，多由病原微生物（细菌、病毒或支原体等）、理化因素（羊水吸入、呛奶等）、过敏或药物所致。

新生宝宝肺炎的表现与婴幼儿或年长儿患肺炎的症状有很大不同。尤其是出生2周以内的宝宝，很少出现像发热、咳嗽、咳痰这些肺炎常见的症状。他们的主要表现是精神不好，呼吸增快，不爱吃奶、吐奶或者呛奶等；大多数宝宝不发热，少部分表现为低热。接近满月的新生宝宝可出现咳嗽的症状。如果观察到这些现象，父母应及时带宝宝去医院就诊，通过医生的检查和拍肺部X光片，使宝宝得到诊治。

小儿肺炎严重时的表现为气促、鼻翼扇动、三凹征（指吸气时胸骨上窝、锁骨上窝、肋间隙出现明显凹陷）、心率增快，大部分患儿有口周及鼻根部发青；缺乏肺部阳性体征，但在患儿深吸气时，能听到细小水泡音。

婴幼儿肺炎的主要症状是发热、咳嗽等，但是反过来，有发热、咳嗽的症状不一定是肺炎。呼吸道任何部位的炎症都可能会出现发热、咳嗽，只有通过医生检查才能确定发热、咳嗽是否由肺炎引起。

小儿肺炎的临床诊断主要依据呼吸系统症状、体征，典型肺炎不难诊断。对于不典型病例，应尽早进行X线胸部检查，以确定诊断。另外，还需要借助外周血检查判断病情轻重，同时鉴别病原体。

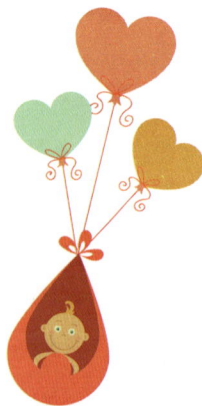

# 吸入性肺炎与感染性肺炎

## 吸入性肺炎

吸入性肺炎包括羊水吸入性肺炎、胎粪吸入性肺炎和乳汁吸入性肺炎。前两种肺炎主要发生在宝宝出生前和出生时，种种原因引起胎儿宫内缺氧，胎儿缺氧后会在子宫内产生呼吸动作，就可能吸入羊水和胎粪。这两种肺炎都比较严重，宝宝一出生就有明显的表现，如呼吸困难、皮肤青紫等，需要及早住院治疗。

更应该引起父母注意的是乳汁吸入性肺炎。新生宝宝，特别是一些出生时体重较轻的宝宝，口咽部或食道的神经反射不成熟，肌肉运动不协调，常常发生呛奶或乳汁返流现象，乳汁被误吸入肺内，会导致宝宝出现咳喘、气促、皮肤青紫等症状和体征，误吸的乳汁越多，这些症状和体征越明显。

## 感染性肺炎

小儿患感染性肺炎有两种情况：一种是宫内感染，一种是出生后感染。宫内感染性肺炎是由于母亲在怀孕过程中感染了某些病毒或细菌，这些病毒或细菌通过血液循环进入胎盘，后又进入胎儿的血液。在这种情况下，母亲怀孕期间胎儿就已经患上了肺炎。出生后感染性肺炎，则可能发生在出生后的任何时间。感染原因可能是宝宝与呼吸道感染患者接触，或者医用器械如吸痰器、雾化器、供氧面罩、气管插管等消毒不严，或呼吸机使用时间过长，或病原体通过医务人员的手传播等。病原体以金黄色葡萄球菌、大肠杆菌为多见。

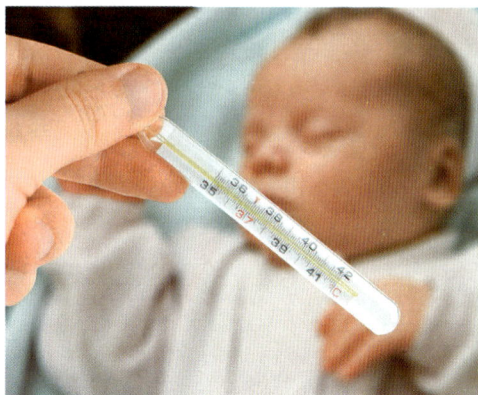

小儿肺炎不论是哪种类型，病情严重的都有一定的危险性。例如感染性肺炎，患儿肺部可能出现大片的感染，甚至形成脓肿、坏死，严重影响患儿的呼吸功能。病原体还可能散播到全身，引起败血症、脑膜炎等更严重的并发症。

## 🐻 生活照护细则

一个安静、整洁、温度和湿度均适宜的环境，是有利于肺炎患儿恢复的。室温应保持在20℃左右，相对湿度55%~65%，以防呼吸道分泌物变干、不易咳出，防止交叉感染。宝宝待的室内人员不要太多，探视者逗留时间不要太长；室内要经常定时通风换气，使空气流通，但应避免穿堂风。

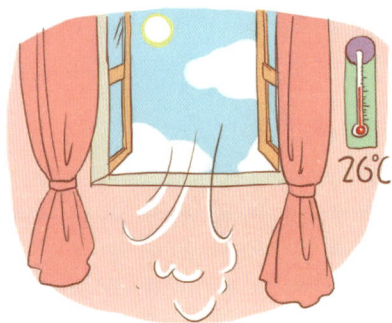

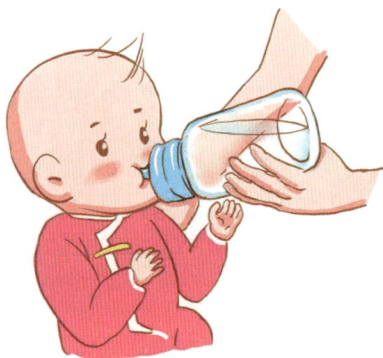

多喝水，有利于宝宝痰液的排出和生理功能的正常进行。因此，妈妈们应该鼓励宝宝多饮水。并且，应尽量母乳喂养。若人工喂养，可根据宝宝的消化功能及病情决定奶量及浓度，如果宝宝腹泻可给他喝脱脂奶。对病情危重、不能进食的宝宝，应用静脉输液补充热量和水分。

痰多的肺炎患儿应该尽量将痰液咳出，防止痰液排出不畅而影响身体恢复。在病情允许的情况下，家长应经常将宝宝抱起，轻轻拍打其背部；对卧床不起的宝宝，应帮他勤翻身，这样既可防止其肺部淤血，也可使痰液易咳出，有助于宝宝身体康复。

## 🍼 饮食调理要点

○ 忌高蛋白饮食。蛋白质代谢产生的最终废物是尿素。宝宝进食蛋白质多，排出尿素相对也会增多，而每排出300毫克尿素，最少要带走20毫升水分，因此高热失水的宝宝应少食高蛋白食物。疾病后期可适当补充蛋白质，以增强体质。

○ 发热宝宝适宜食用流食。比较适合宝宝吃的流食有母乳、牛乳、米汤、蛋花汤、牛肉汤、菜汤、果汁等。

○ 退热后可食用半流质食物。宝宝退热后可食用如稀饭、面条、蛋糕之类的食品。因为肺炎患儿呼吸加快，还有发热的症状，水分的丢失比较多，故可以补充适量的糖盐水。

# 🍴 包菜鸡蛋汤

### 材料
包菜40克，蛋黄2个

### 调料
盐1克

### 做法
1. 将洗净的包菜切碎。
2. 往沸水锅中倒入包菜碎，焯煮30秒至断生，捞出焯好的包菜碎，沥干水分，装盘。
3. 将蛋黄打散、搅匀，往蛋黄液中倒入包菜碎，搅拌均匀成包菜蛋液。
4. 另起锅，注入清水烧开，倒入包菜蛋液，搅匀；煮至汤水烧开，加入盐，搅匀调味。
5. 关火后盛出煮好的汤即可。

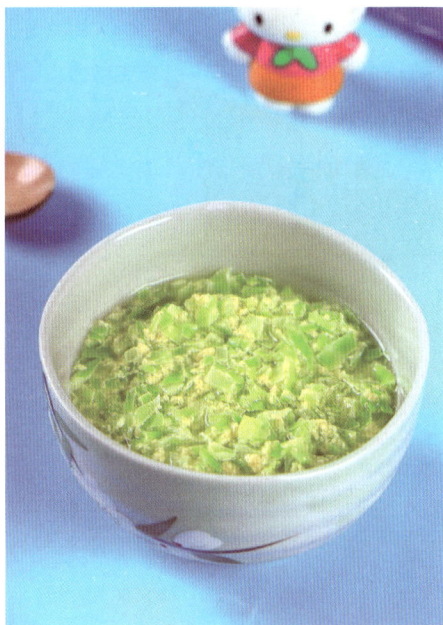

扫一扫二维码
跟视频做美食

# 五 哮喘

哮喘是一种严重危害儿童身体健康的常见慢性呼吸道疾病，也属于过敏性疾病。哮喘发病率高，常表现为反复发作的慢性病程，严重影响患儿的生活及活动，影响其生长发育。患儿严重哮喘发作时，若未得到及时有效的治疗，可以致命。

## 哮喘的病因与症状

哮喘是由多种因素引起的。外源性的因素主要是患儿接触了各种过敏物质，例如，导致呼吸道感染的某些病毒、支原体等；粉尘、霉菌、螨虫、不同季节的花粉；某些食品，包括牛奶、鱼、虾等；某些气味（粉刷房屋）或气候变化等。这些都可能引起哮喘的发作。内源性因素常与患儿的过敏体质及遗传因素有关。此外，剧烈的运动或口服某些药物也可以诱发哮喘。

呼吸道感染引发的哮喘，常在感染后数日逐渐发病。接触过敏原所致的哮喘则发病急，数小时或更短的时间内出现典型的症状。初起时仅有干咳，后期可排出白色黏稠痰液，患儿烦躁不安、气促、面色苍白。呼吸困难表现为：呼气性呼吸困难，在胸骨上下部和锁骨的上部常见凹陷。

本病以呼气性呼吸困难为主，并可听到呼吸道发出哨笛声。病情严重时患儿口唇、指甲青紫，全身出冷汗，面部表情恐怖，不能平卧。缺氧严重时可引起昏迷，甚至导致患儿因呼吸衰竭而死亡。常见并发症还有心力衰竭等。

宝宝一旦出现下列症状之一，爸爸妈妈要立即带他去医院：高热超过39.5℃，持续超过24小时；喘息或呼吸困难；脱水（嘴唇开裂、无泪、尿少或嗜睡、易激惹）；呼吸急促，导致不能说话；不能耐受药物；痰的颜色从白色变为黄色或绿色；皮肤、嘴唇或牙床变成蓝色或黑色；不能很好地休息；咳嗽；进行家庭治疗24小时之后没有好转的迹象。

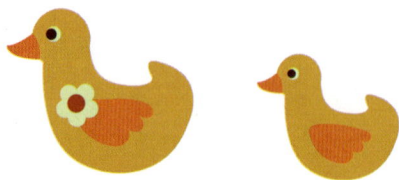

## 哮喘的预防

尽量避免诱发因素，防止感冒，及时治疗鼻窦炎、慢性扁桃体炎和龋齿等。在日常生活中，避免过劳、淋雨、奔跑、过热、受凉以及精神和情绪刺激。

在哮喘缓解期，应让宝宝积极参加适当的体育活动，以增强体质，如带宝宝到公园玩。从秋季开始，让宝宝用冷水洗脸，提高抗寒力和自身抵抗力。此外，还应加强环境及个人清洁卫生。宝宝卧室不宜太潮湿，注意室内清洁通风，减少烟尘等不良刺激，被褥应经常洗晒。

家长在生活中应仔细观察，查找宝宝每次哮喘发作的原因。在宝宝哮喘发作时记好日记：宝宝做了什么，吃了什么，在什么地方停留过。这些记录可以帮助宝宝找到过敏原。如果是吸入某种气味引起的，以后就要避免。如果是吃某种食物引起的，今后就不再吃这种食物。如果找不到原因，就要到医院请医生查找，找到过敏原后可采用脱敏疗法，对预防宝宝哮喘发作很有效。

在尘土飞扬的季节，爸爸妈妈要注意减少落在枕头上的刺激物，避免宝宝在睡眠时吸入。下面就介绍几种减少灰尘的方法：

① 用塑料制品遮盖宝宝的床垫和枕头，避免褶皱中藏有刺激物。

② 使用合成材料制成的枕头内容物，不要用羽毛制品。

③ 每周用热水清洗床罩等床上用品。

④ 不要把床罩等悬挂在户外晾干，否则灰尘会聚集在上面。

⑤ 每周使用吸尘器清理房间，减少皮屑、真菌、尘螨的数量。清理房间时，宝宝不要在家。

⑥ 尽量不要在房间内挂窗帘，遮阳板在减少灰尘方面表现更好一些。

⑦ 了解家中宠物有无成为过敏原的危险。

⑧ 定期更换暖气和空调的过滤网。

## 生活照护细则

爸爸妈妈在护理患了哮喘的宝宝时，要根据其病情的严重程度采取不同的办法。对于哮喘急性发作的宝宝，爸爸妈妈要做到：抱住或轻轻摇动宝宝，使他保持冷静，因为紧张也会引起气道痉挛。同时让宝宝在自己的控制范围内活动。在咨询医生之前，不要给宝宝应用任何止喘剂。

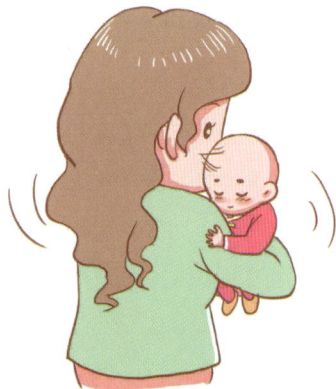

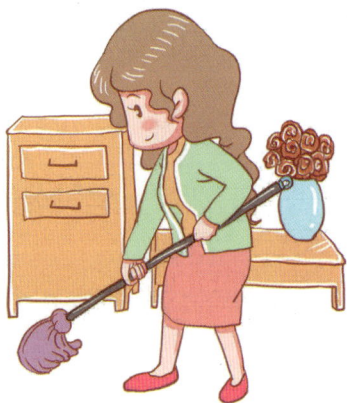

对于哮喘一般发作的宝宝，爸爸妈妈要做到：尽量保持室内的清洁，特别是宝宝的卧室，以减少过敏原。

在接触冷空气前，用围巾或口罩保护好宝宝的鼻子和嘴巴，这样宝宝吸入的就是较为温暖的空气，有利于降低哮喘的发作率。

## 饮食调理要点

○ **多摄入液体。** 在宝宝哮喘发作期间，补充液体非常重要，爸爸妈妈要鼓励宝宝多摄入液体。温热的液体所起的作用远比冷的好，如果宝宝出现气道痉挛，应给他喝热的果汁，有助于减轻痉挛。

○ **多吃补肺、健脾、培肾的食物。** 杏仁、核桃仁、罗汉果、豆腐、枸杞、茯苓等食物，有补肺、健脾、培肾的功效，如果对这些食物不过敏，哮喘患儿可常食。

○ **遵循"六不宜"原则。** 患儿不宜进食过咸、过甜、过腻、过激（如冷、热、辛辣等）的食物，不宜进食易过敏的食物（如鱼、虾、蟹、牛奶、芒果和桃子等），也不宜吃得过饱，以免妨碍身体恢复。

# 核桃杏仁豆浆

| 材料 |

水发黄豆 80 克，核桃仁、杏仁各 25 克

| 调料 |

冰糖 20 克

| 做法 |

1　将已浸泡 8 小时的黄豆倒入碗中，再加入清水，搓洗干净，然后放入滤网，沥干水分。

2　把黄豆、核桃仁、杏仁、冰糖倒入豆浆机中，注入适量清水至水位线。

3　盖上豆浆机机头，选择"五谷"程序，再按下"开始"键，开始打浆；待豆浆机运转约 15 分钟，即成豆浆。

4　将豆浆机断电，取下机头，把煮好的豆浆倒入滤网，滤取豆浆，倒入碗中即可。

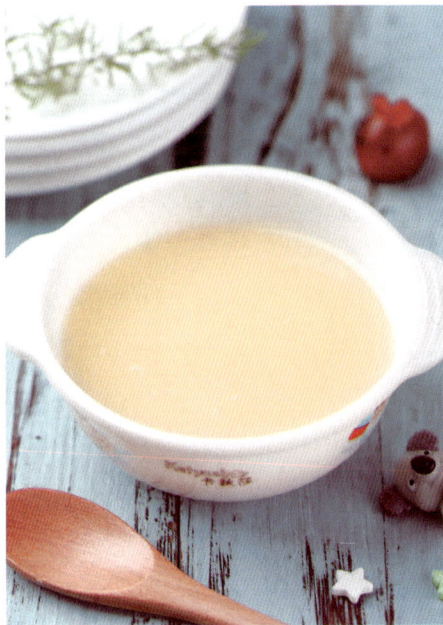

扫一扫二维码
跟视频做美食

# 六 厌食

小儿厌食症是指小儿长期的食欲减退或消失，以食量减少为主要症状，是一种慢性消化功能紊乱综合征，是儿科常见病、多发病，以 1 ~ 6 岁小儿多见。严重者可导致小儿营养不良、贫血、佝偻病及免疫力低下，对儿童生长发育、营养状态和智力发展有不同程度的影响。

## 小儿厌食的判断

要诊断厌食症，必须先排除小儿是否有感冒、消化道疾病或其他内科慢性疾病等，因为幽门螺杆菌感染、消化道溃疡、急慢性肝炎、慢性肠炎等疾病都可能引起小儿厌食症，等到疾病痊愈后，厌食就会跟着改善，所以必须对上述疾病进行排查。真正意义上的厌食症是指长时间食欲不振，看到食物也不想吃甚至拒吃，这种情形一般持续2个月以上，才可称为"厌食"。诊断时，还要从小儿的病史、体检和必要的化验检查深入了解，以排除消化系统疾病和全身性疾病对消化道的影响；还需详询小儿家庭和学校环境有无影响进食习惯的因素。

具体来说，可以通过以下步骤进行判断：

### ① 看年龄

若是1岁以下的婴儿，特别是新生儿有明显食欲低下者，多为疾病所致，可能是由败血症、结核病和各种营养缺乏症等所致，应该引起重视。对于年龄稍大的小儿，要特别留意其饮食的习惯和平时的生活情况、家庭环境等。因为条件较好的家庭，小儿容易养成不好的进食习惯，如喜欢吃零食等，这可能引起厌食症。

### ② 看食欲不振的程度

如果是轻度的食欲不振，可能是吃零食过多或者天气、心情不好等所致；若情况比较严重，则可能是厌食症或者其他潜在疾病所致。

### ③ 看有无伴随症状出现

若小儿有轻度食欲不振，但是依然活泼、愉快，多属正常情况；若伴有疲倦、精神萎靡、低热，多为厌食症、结核或其他感染。

# 小儿厌食的原因

## 身体原因

○ 某些胃肠道疾病的影响。

○ 某些药物的副作用会引起消化道变态反应，易出现恶心、呕吐等症状。维生素A或维生素D中毒也会表现出厌食。

○ 身体缺乏某种微量元素及某些内分泌激素不足，也有可能引起厌食。如缺锌常表现有厌食，甲状腺功能低下、肾上腺皮质激素相对不足也可表现为厌食。

○ 全身性疾病如结核病、胶原性疾病、贫血以及一些慢性感染等，可能造成厌食。

○ 其他如肝功能不全、高血压、尿毒症以及心功能不全等，都可能出现厌食症状。

## 父母方面的原因

○ 喂养不当。宝宝容易受不了诱惑乱吃零食，高脂、高糖的零食会使食欲下降。两餐之间随意吃糖果、点心、花生、瓜子等零食，以及吃饭不定时、生活不规律都会影响食欲。

○ 错误教育的影响。家长对宝宝要求过高，限制其自由，阻止他与其他宝宝玩耍，或限制他去想去的地方，影响其情绪，使食欲降低。另外，家长过分注意宝宝进食，因为宝宝一次进食不成功而对他发脾气，反复诱导或使用威胁手段逼宝宝吃饭，容易使宝宝患上厌食症。

○ 家长本身有厌食、偏食的习惯，给宝宝留下不良的印象。

## 小儿情绪的影响

○ 急性精神刺激。如宝宝受到强烈惊吓之后，精神萎靡、活动受抑制，容易食欲降低。这种厌食持续时间不会太长，宝宝恐惧心理消失，食欲就会恢复。

○ 亚急性或慢性精神刺激。宝宝离开亲人及熟悉的环境进入托儿所或其他新环境时，对新环境不适应，容易情绪低落、食欲降低。家庭不幸也有可能是厌食症的原因。

## 生活照护细则

让宝宝多参加户外活动，进行适当的体育锻炼，这样可以消耗能量，促进消化液的分泌，从而增进食欲。

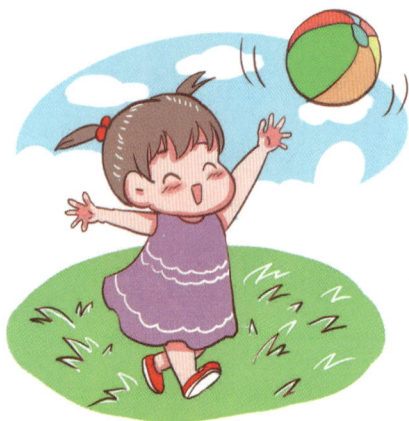

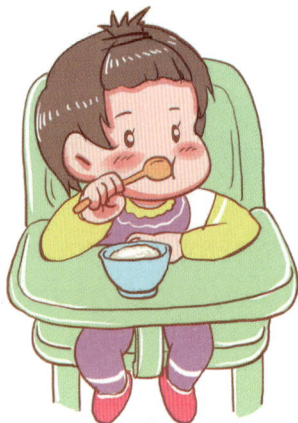

改善进食环境，使宝宝能够集中精力进食，并保持心情舒畅。

家长应该避免"追喂"等过分关注宝宝进食的行为。当宝宝拒食时，不能强求他进食。如果宝宝一两顿不吃，家长也不要担心，这说明宝宝摄入的能量已经够了，到一定的时间宝宝自然会要求进食。

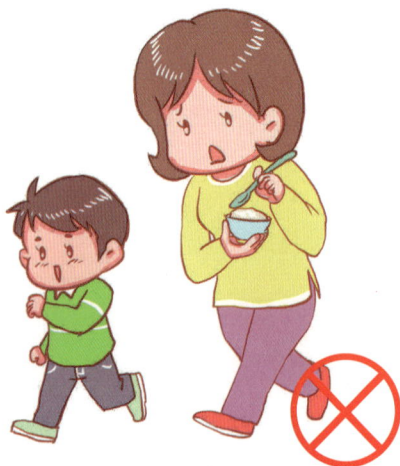

## 🍼 饮食调理要点

○ **培养合理的饮食习惯**。宝宝进食从小就要定时定量：若是每日3餐，每两餐间的间隔以4~5小时为宜；若每日4餐，每两餐间的间隔以3~4小时为宜。尽量让宝宝自己进食，这样能提高他们进食的兴趣。

○ **零食要控制**。宝宝对零食及饮料的摄入需要控制，必要时，可给宝宝提供一些新鲜的果品、果汁或酸奶。

○ **多吃一些含锌的食物**。经常给宝宝吃一些含锌丰富的食物，如大豆、花生；做菜时用一点儿花生油；榛子等坚果类食物含锌量很高，也可以经常给宝宝吃一点儿。

○ **饮食要开胃**。厌食的宝宝胃口不佳，可多进食西红柿、小米、藕等开胃的食物。

## 🍴 西红柿鸡蛋汤

**| 材料 |**

西红柿 150 克，鸡蛋 1 个，葱花少许

**| 调料 |**

盐、鸡粉各 2 克，胡椒粉、食用油各适量

**| 做法 |**

1. 将洗净的西红柿去蒂，切成瓣；将鸡蛋打入碗中，打散、调匀。
2. 往锅中注水烧开，倒入少许食用油，放入西红柿。
3. 加入适量盐、鸡粉、胡椒粉，用大火煮沸。
4. 倒入鸡蛋液，搅拌匀。
5. 撒上少许葱花，搅匀，盛出即可。

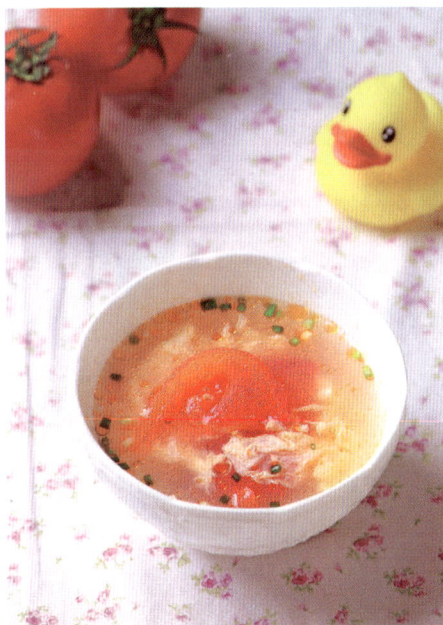

扫一扫二维码
跟视频做美食

# 七 消化不良

小儿的消化器官发育还不完善，消化功能还比较弱，而小儿的饮食又很难自我节制，加上家长喂养不当，小儿很容易发生胃肠功能紊乱，出现腹胀、吐奶、大便稀、有酸臭味、夹杂大量未消化的食物残渣等消化不良的表现。

## 从大便看小儿消化不良

很多妈妈以为宝宝不愿意吃饭就是消化不良，其实，宝宝消化不良有很多表现。当宝宝消化不良时，其大便的变化能给家长一些提示。

### 第一类：食物含糖量高、不易消化

大便量多、泡沫多、形态粗糙、含食物残渣或未消化的食物等现象，大多是宝宝进食过多或食物中含糖量过高所致。对这类小儿，要控制饮食量或降低食物中的含糖量，喂些米汤、藕粉糊等易消化的食物就可以恢复正常。

### 第二类：蛋白质消化吸收障碍

大便呈黄褐稀水样或夹杂未消化的奶瓣，且伴有刺鼻的臭鸡蛋气味，表示宝宝对蛋白类食物消化吸收有障碍。对这样的婴幼儿，应减少辅食中富含蛋白质的食物。母乳喂养的宝宝可在吃奶前多喝些水，以降低奶中的蛋白质浓度。

### 第三类：脂肪消化不良

大便量多，呈糊状，外观油润，内含较多奶瓣和脂滴，臭气大，说明脂肪消化不良。在这种情况下，如果是母乳喂养，母亲要少吃含脂肪多的食物。如果是人工喂养，可用水或米汤稀释牛奶，或采用低脂奶。

# 按摩法帮助宝宝消化

## 掐四缝

四缝穴位于第2～5指掌面，近端指间关节的中央。掐两手四缝穴各50次，力度以宝宝稍有痛感但又能接受为宜，每日1次，30次为1个疗程，1个疗程后起效。

中医认为，治疗小儿消化不良当以消食导滞、调理脾胃为主。掐四缝，能行气消积，消腹胀。现代医学研究也认为，刺激四缝穴可使唾液淀粉酶分泌增加，并提高唾液淀粉酶的活性，还可使肠中胰蛋白酶、胰淀粉酶、胰脂肪酶含量增加；使碱性磷酸酶活性降低，从而使钙、磷沉积增加，有助于宝宝的骨骼发育和成长。

四缝穴

## 捏脊

让宝宝俯卧于床上，捏脊者站在宝宝后方，两手的中指、无名指和小指握成半拳状；食指半屈，用双手食指中节靠拇指的侧面，抵在孩子的尾骨处；大拇指与食指相对，向上捏起皮肤，同时向上捻动。两手交替，沿脊柱两侧自长强穴（肛门后上3～5厘米处）向上边推边捏边放，一直推到大椎穴（颈后平肩的骨突部位），算作捏脊1遍；第2、3、4遍仍按前法捏脊，但每捏3下需将背部皮肤向上提1次；再重复第1遍的动作2遍。捏脊6遍视为捏脊1次，一般每天捏1次、连续7～10天为1个疗程。

中医认为，捏脊疗法可以刺激背部的督脉和膀胱经，能调和阴阳、健脾理肺，从而达到疏通经络、调整脏腑、提高免疫力的目的。现代医学研究也认为，捏脊疗法可以刺激人体的植物神经，通过复杂的神经体液因素，提高肌体免疫功能，并整体地调节内脏活动，从而防治多种疾病。

## 🍼 生活照护细则

改变不当的喂养方法是防治宝宝消化不良最重要的一环。如果宝宝胃口不好，千万不要强行喂食。此时即便威逼利诱让宝宝吃下去，他也是难以消化吸收的，有些宝宝还会吐出来，甚至厌恶进食，损伤肠胃功能。正确的方法是少喂，让宝宝的肠胃得以休息调整。

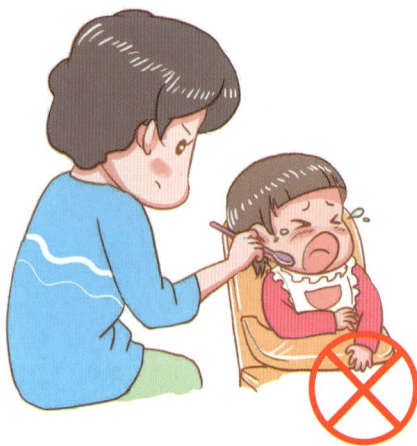

除了喂食不当外，胃肠道炎症、滥用抗生素、天气变冷、抵抗力低、肚子受凉等都会引起消化不良。所以在宝宝出现消化不良的症状时，要分清到底是哪一种原因造成的。知道病因后才可以对症下药，缓解病情。

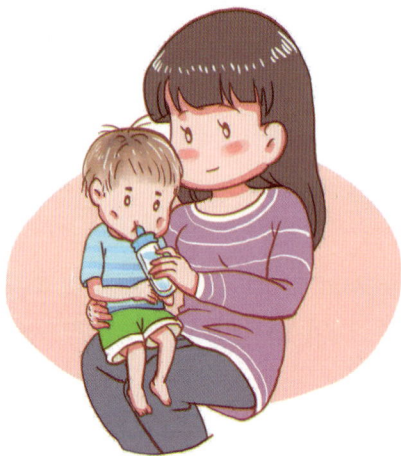

患病较重的宝宝，需要更换饮食，给予减龄饮食（即幼儿吃婴儿的饮食，大龄宝宝吃小龄宝宝的饮食），等到消化和吸收功能好转后，再逐渐增加热量和蛋白质，逐步过渡到正常饮食。

无论是哪一种情况引起的消化不良，宝宝都需要多休息。宝宝在充足的睡眠下，才能更好地恢复身体，增强抵抗力。

## 🍼 饮食调理要点

○ 饮食应以益气健脾、消食导滞为主。宝宝可食用的食物主要有：山楂及山楂制品、麦芽、粳米、白扁豆、南瓜、猪肉、牛肉、鸡肉、鸭肉、鹌鹑、猪肚、猪肝、鸡肝、鸡内金、牡蛎、虾、鱼肉、鱼子等。

○ 提倡母乳喂养。乳食定时定量，按时按序添加辅食，给宝宝提供多种营养物质，以满足其生长发育的需要。

○ 饭前不宜吃零食。饭前不要给宝宝吃零食，可以跟宝宝说"饭后可以吃一点儿"。

○ 饮食要忌口。不宜食用辛辣、烧烤、油炸、爆炒之品，以免助湿生热；不宜食用性寒滋腻、肥甘黏糯等损害脾胃、难以消化的食物和一切不洁、变质的食物。

# 🍴 山楂焦米粥

| 材料 |

大米 140 克，山楂干 30 克

| 调料 |

白糖 4 克

| 做法 |

1 将炒锅置于火上，倒入备好的大米，炒出香味；转小火，炒至米粒呈焦黄色；盛出食材，装在盘中，待用。

2 往砂锅中注水烧热，倒入大米，搅拌匀，盖上盖；烧开后用小火煮约35分钟，至米粒变软。

3 揭盖，倒入山楂干，轻轻搅拌匀，再加盖，煮约20分钟，至食材熟透。

4 揭盖，搅拌几下，关火后将煮好的山楂粥盛出，最后撒上少许白糖，拌匀即可。

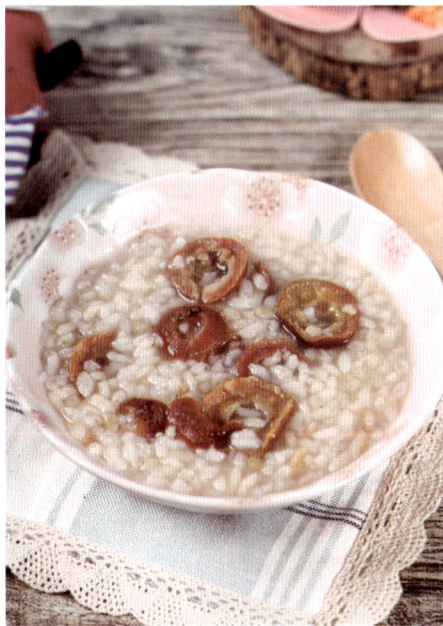

扫一扫二维码
跟视频做美食

# 八 营养不良

小儿营养不良，医学上是指由于摄食不足或不能充分吸收利用食物，以致能量缺乏，不能维持正常代谢，迫使肌体消耗，表现为体重减轻或不增，生长发育停滞。现在的营养不良多为婴儿期喂养方法不当或疾病因素所造成的，而且程度一般都比较轻。

## 小儿营养不良的症状

营养不良的患儿发育迟缓，身材矮小，皮肤毛发无光泽，黏膜苍白，体重不增加甚至减轻。临床上还将营养不良患儿分为消瘦型和水肿型。其症状具体为：

### 消瘦型

皮肤松弛，皮下脂肪减少，皮肤变薄、无弹性、头发枯黄，大便频、量少、有黏液。智力及动作发育均有不同程度的迟缓，体温低于正常水平，脉搏慢，血压偏低。

### 水肿型

轻者仅有皮下水肿，重者可有生殖器、上肢、腹部及面部凹陷性水肿（压之有凹陷），少数患儿可有胸腹腔积水，还可出现皮肤紫癜。本型患儿以体重突然增加为标志。

## 小儿营养不良的分级

根据情况的轻重，可以将营养不良分为三个程度：Ⅰ度为轻型，Ⅱ、Ⅲ度为重型。重度营养不良会影响宝宝的正常发育，需要引起家长的重视。

### Ⅰ度营养不良

此类型的营养不良，宝宝的精神状态是正常的。主要表现是体重低，低于正常值约15%～25%；腹壁皮下脂肪少，脂肪厚度仅为0.4～0.8厘米；皮肤干燥。但身高发育不受影响。

此阶段，宝宝的精神会出现异常，表现为精神萎靡、嗜睡、烦躁不安。体重严重低于正常值，通常低25%～40%；腹壁皮下脂肪厚度小于0.4厘米；皮肤苍白、干燥，毛发无光泽；身高也比同龄的宝宝矮。

Ⅲ度营养不良

此阶段宝宝除了精神上会萎靡、嗜睡和烦躁之外，智力发育也有所落后，体重低于正常孩子40%以上，腹壁皮下脂肪几乎没有，肌肉萎缩、肌张力低下，额头出现皱纹，面容像老人。此外，还可能伴随多种症状，如皮肤苍白、干燥、无弹性，毛发干枯，身高明显低于正常值，以及低体温、脉搏缓慢、食欲不振、便秘等。有的宝宝会因为严重的营养不良而出现营养不良性水肿。

# 怎样预防小儿营养不良

宝宝出生之后，应尽量用母乳喂养，母乳中含有大量婴儿生长所需要的营养，是其他乳品和人工食品所不能替代的最佳婴儿食品。如果母乳不足，需要在喂养母乳的基础上搭配其他配方奶，保障婴儿营养的供给。

要让宝宝多运动，尤其是户外运动，在运动中消耗热量，增强食欲，提升宝宝抵抗疾病的能力。同时，阳光的照射还能够促进宝宝的营养吸收。如果宝宝偏食，更应让他多运动，运动之后胃口会大开，能够帮助宝宝改掉偏食的坏习惯。

规范宝宝的生活，合理调配饮食，让宝宝定时用餐、营养均衡，保证充分的睡眠时间等，都能有效增强宝宝的身体素质，改善宝宝营养不良的状况。

父母可以将手心贴在宝宝的小腹上，顺时针轻轻打圈按揉，每天按摩3次、每次3分钟即可，最好先将手心搓热再按揉，否则会让宝宝腹部受寒。这样按摩能够促进宝宝胃肠蠕动，增强消化系统功能，让宝宝更好地消化所摄取的食物营养。

如果宝宝的食欲不好，可以给他提供易消化和促进食欲的食品，可在饭菜中适当添加食醋，让宝宝开胃。日常的菜肴尽量款式多样，以增加宝宝的食欲。

## 🍼 生活照护细则

定期进行儿科检查，监测宝宝身高、体重、牙齿数目等身体指标，越早发现宝宝在生长发育上的偏差越好，以便及早进行干预。

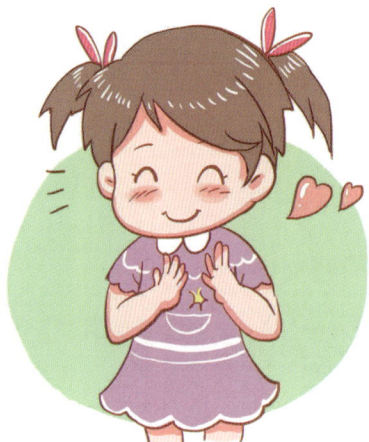

让宝宝心情愉悦。人抑郁时，胃口就会不好。婴幼儿虽然小，但是已具有基本的情绪，所以要让宝宝心情愉快，提高他对各方面的兴趣。

宝宝营养不良，也有可能是由于家长选购的食物或者烹调味道不合宝宝胃口。妈妈在准备一天的食物的时候，要关注到宝宝的心意，不能单纯以自己的喜好来决定。每天主动了解宝宝对食物的偏好，及时调整一天的菜谱以符合宝宝的口味。尽量让宝宝从小接触食物本来的味道，避免让他接触重口味食物。

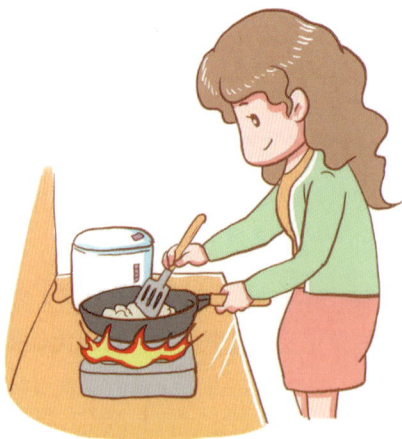

## 饮食调理要点

○ **要注重补充蛋白质**。多让宝宝食用富含蛋白质的食品，如牛奶、羊奶、全脂奶粉、豆浆、瘦肉、鱼肉、蛋黄等。

○ **补充维生素D和钙**。及时给1岁以内的宝宝添加富含维生素D和钙的辅助食品，如蛋黄、肝泥、鱼肝油制剂、虾皮、菜末、果汁、米汤等。对于1岁以上的宝宝，应全面提高其饮食质量，让他每天适量摄入牛奶、鸡蛋、豆腐、绿叶蔬菜、水果以及主食。

○ **宜多吃易消化食物**。可多吃易消化的食物，如米粥、牛奶、鸡肉、鸭肉、鸡肝、山楂、鳗鱼、鹌鹑、银鱼等。食物要软、烂、细，以利于宝宝消化吸收。

○ **少吃难消化的食物**。为了预防营养不良，宝宝要少吃豆类、花生、玉米等食物。

# 🍴 鱼肉蒸糕

**材料**

去皮草鱼肉 170 克，洋葱 30 克，蛋清少许

**调料**

盐、鸡粉各 2 克，生粉 6 克，黑芝麻油适量

**做法**

1. 将去皮洗净的洋葱切成丝，改切成段。
2. 将草鱼肉切成丁。
3. 取搅拌机，选择绞肉刀座组合，往杯中倒入鱼肉丁、洋葱、蛋清，放入盐，搅成肉泥，装碗；搅至起浆，放入盐、鸡粉、生粉、黑芝麻油，搅匀。
4. 取一个盘子，倒入黑芝麻油，抹匀，倒入鱼肉泥，抹平；再加入黑芝麻油，抹匀，制成饼坯；放入烧开的蒸锅中，蒸7分钟，取出切成小块即可。

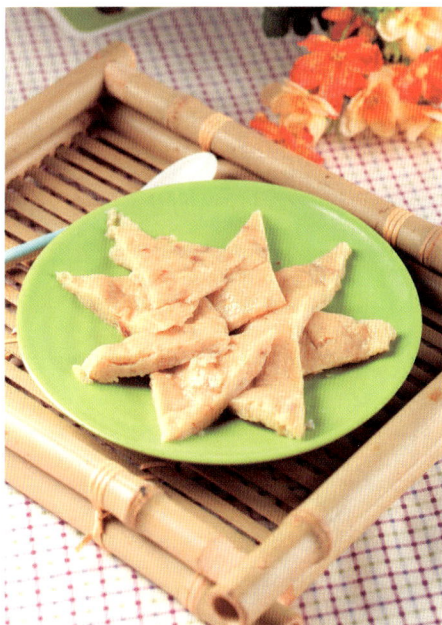

扫一扫二维码
跟视频做美食

# 九 贫血

血液内含有很多不同的细胞，最多的一种是红细胞。红细胞里含有血红蛋白，它是一种可以将氧气输送到组织，并从组织中运走部分二氧化碳的有机物质。贫血是一种红细胞中有效血红蛋白减少的疾病。

## 贫血的原因和种类

贫血的发生可能有下面一些原因：

◆被破坏的红细胞过多；

◆红细胞生成过慢；

◆红细胞内的血红蛋白不足；

◆肌体血液细胞丢失。

小儿贫血大多是因为没有从日常饮食中摄入足够的铁元素。铁元素在血红蛋白生成中起着不可或缺的作用。所以，缺铁就会引起红细胞中血红蛋白数量减少。婴儿如果过早开始喝牛奶，也很容易患上缺铁性贫血，尤其当他没有同时服用补铁剂或进食含铁丰富的食物时。这种缺铁的发生是由于牛奶中铁元素含量过低。其他营养缺失，例如缺少叶酸，也可能引起贫血，但较为少见。

然而，贫血也可以由慢性疾病引起，需要持续治疗及医生的随访。例如，在一些病例里，失血过多是由血友病等疾病引起的凝血障碍造成的。有时候是因为红细胞容易被破坏，这种疾病叫作溶血性贫血，可能由红细胞表面的干扰或细胞内外部的异常造成。特定的酶的缺陷会改变红细胞的功能，增加红细胞死亡或早期破坏的概率，导致贫血。有一种严重的疾病叫作镰状细胞贫血，它是由血红蛋白结构异常引起的，最常见于非洲人及其后裔。珠蛋白生成障碍性贫血是一种遗传性血液疾病，在世界分布广泛，更常见于非洲、中东、希腊、意大利等地区和国家。患儿出现的最严重的异常情况是体内红细胞数量非常少或者缺乏足够的血红蛋白，这种疾病有时候会引起非常严重的贫血。

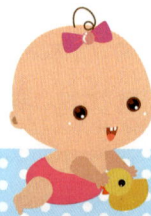

## 贫血的症状、体征和治疗

### 贫血的症状和体征

贫血经常引起皮肤和黏膜轻度苍白，最明显的就是嘴唇、结膜（眼睑内侧的黏膜组织）以及甲床（指甲的粉红色部分）的粉红色变浅。贫血的宝宝还有可能非常易怒，轻度虚弱，或容易疲乏。重度贫血的宝宝还有可能出现气短、心率加快、手足水肿等症状。如果贫血继续，就有可能影响宝宝正常的生长发育。一个患有溶血性贫血的新生儿有可能出现黄疸（全身变黄），不过很多新生儿出生时都有轻微的黄疸，但并没有贫血。

如果你的宝宝出现了上文所述的任何一种症状或体征，或者你怀疑宝宝从日常饮食中摄入的铁不足，请咨询儿科医生。大多数情况下，取一份血样、做一次血常规就能够确认是否贫血。

一些宝宝虽然没有贫血，但仍然存在缺铁现象。他们有可能表现为食欲下降、易怒、精神紧张以及注意力不集中，这些都会造成宝宝发育迟缓或者在学校表现不佳。当宝宝补充了足量的铁，这些情况就会好转。

患有镰状细胞贫血的宝宝在婴儿期会出现难以解释的发热或手足水肿，而且还特别容易被感染。如果你的家族中有镰状细胞贫血的病史，就需要让宝宝在出生时接受检查。

虽然一些珠蛋白生成障碍性贫血没有症状，但一些病情较重的宝宝可能出现昏睡、黄疸、食欲下降、发育缓慢和脾大等表现。

### 贫血的治疗

因为贫血的种类太多，所以很重要的一点是在治疗开始之前，先确定宝宝属于哪一种贫血。不要尝试用维生素、补铁药或其他非处方营养素来为宝宝治疗贫血，除非医生允许。如果贫血是由缺铁造成的，宝宝就需要在医生的指导下服用含有铁元素的药物。对于婴儿来说，这些药物可能是滴剂的形式；对于大一点儿的幼儿来说，有可能是口服液或口服药片等。

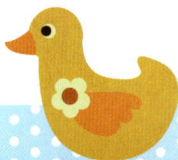

## 生活照护细则

宝宝居室环境要安静，空气要流通。由于贫血宝宝抵抗力弱，容易患病，如消化不良、腹泻、肺炎等，因此宝宝要尽量少到公共场所和人多的地方去，并注意勿与其他病人接触，以避免交叉感染、加重病情。

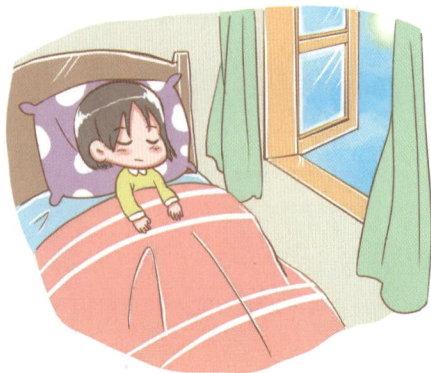

在医生指导下服用铁制剂。最好让宝宝在两餐之间服用，以利于吸收，因为铁质对胃黏膜有刺激，服后易恶心、呕吐。同时避免与牛奶、钙片同时服用，也不要用茶喂服，以免影响铁的吸收。铁制剂用量应遵医嘱，用量过大，会出现中毒现象。

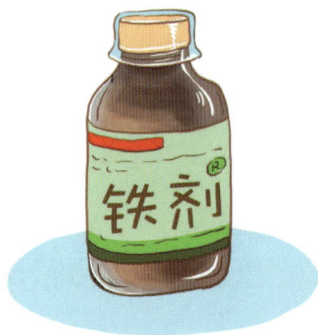

严重贫血的宝宝，活动后易心悸、气急，所以必须卧床休息，必要时还需辅助吸氧、输血治疗。

## 🍼 饮食调理要点

○ **补铁**。应多给宝宝吃富含铁的食物，如动物的心、肝、肾、血以及牛肉、鸡蛋黄、油菜、豆制品、黑木耳、红枣等，并纠正宝宝偏食的习惯。

○ **提倡母乳喂养**。母乳中含铁量比配方奶高，且易吸收，因此，若条件允许，应坚持母乳喂养。

○ **适量补充维生素C**。给宝宝多吃一些富含维生素C的水果，能提高铁的吸收率，如猕猴桃、鲜枣、柑橘等。

○ **适当吃些发酵食品**。发酵食品中的铁比较容易吸收，因此，馒头、发糕、面包要比面条、烙饼、米饭更适合贫血宝宝吃。

# 🍴 猪肝鸡蛋羹

**| 材料 |**

猪肝 90 克，鸡蛋 2 个，葱花 4 克

**| 调料 |**

盐、鸡粉各 2 克，料酒 10 毫升，芝麻油适量

**| 做法 |**

1　将猪肝切成片。往锅中注水烧开，将猪肝片汆至去除血水和脏污，捞出。

2　取空碗，倒入清水，加入盐、鸡粉、料酒，打入鸡蛋，搅拌成蛋液。

3　取盘子，将汆好的猪肝铺匀，倒入搅匀的蛋液，封上保鲜膜（耐高温），蒸 10 分钟至熟。

4　揭盖，取出蒸好的猪肝鸡蛋羹，撕去保鲜膜，淋入芝麻油，撒上葱花即可。

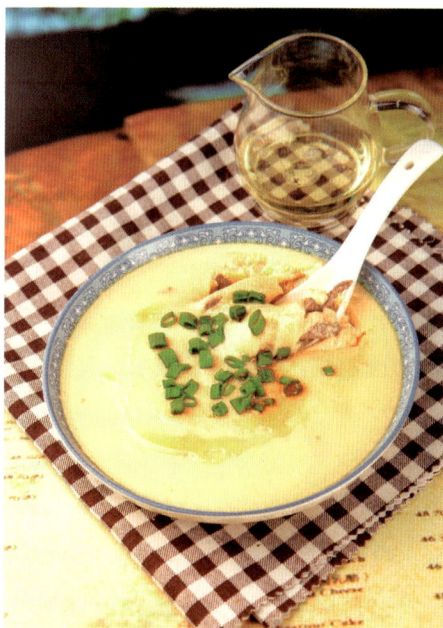

扫一扫二维码
跟视频做美食

# 十 肥胖

随着人们生活水平的不断提高，膳食结构和育儿方式的改变，胖孩子越来越多，肥胖成为了威胁儿童健康的一个重要因素。肥胖可导致循环、呼吸、消化、内分泌、免疫等多系统损害，影响儿童智商、行为、心理及性发育。

## 小儿肥胖症的判定

宝宝长得壮实或者稍胖一些，均不属于肥胖的范围。2~12岁儿童的正常体重是：年龄×2+8（千克）。如果实测体重超过标准体重数在20%以内，只是说明这个宝宝超重了，还不属于肥胖的范围。这时如果家长没有重视，宝宝体重继续上升超过了正常体重的20%以上，就可称之为肥胖症了。当实测体重超过正常体重的30%~50%时为中度肥胖，超过50%以上为重度肥胖。

## 小儿肥胖的原因

导致宝宝肥胖的原因有很多，一些疾病和药物都可能导致肥胖症。比如，脑垂体肿瘤、服用激素类药物等。这里我们只谈孩子的单纯性肥胖症，不涉及疾病导致的肥胖，因为绝大多数肥胖的宝宝属于单纯性肥胖这一类型。

关于肥胖是否有遗传因素的问题，有关资料说明：父母双方肥胖者，其子女有70%的可能性会出现肥胖；父母一方肥胖者，其子女有40%的可能性出现肥胖；父母体重正常者，只有9%的子女出现肥胖。这提示肥胖有一定的家族因素。还有一点很重要，儿时从父母、家庭中继承下来的不良膳食习惯，往往是导致肥胖的主要因素。

引起单纯性肥胖最常见的原因就是吃得多、动得少。这里讲的"吃得多"不单单指食量大，同时也包括饮食的热量高、脂肪多。现在常听家长之间谈及自己的宝宝时抱怨宝宝特能吃肉、不爱吃蔬菜。如果肌体摄入的营养物质所产生的热量大于肌体所需要的热量，多余的热量就以脂肪的形式储存于体内，日积月累，宝宝慢慢地就胖起来了。另一方面是"活动少"，现在独生子女缺乏伙伴，又多住在单元楼中，他们的娱乐形式更多的是看电视、玩游戏机等，户外活动、锻炼都比较少，宝宝在不经意间就变成"小胖墩"了。

而某些家庭的饮食习惯不好，体现在：爱吃油炸食品、甜食，如油饼、炸糕、炸土豆、甜点心等，还给宝宝吃大量的巧克力、喝各种甜饮料等。这样宝宝除正常三餐之外又摄入了过量的热量，消耗不掉，这些多余的热量被转化为脂肪储存起来，从而发胖。

## 小儿肥胖的坏处

小儿肥胖症从婴幼儿期起就开始影响到宝宝的正常生长发育了。比如过度肥胖的宝宝学会行走的时间推迟，由于长得快容易缺钙等。肥胖宝宝对外界的反应力、抵抗力有所下降，比正常宝宝更容易发生呼吸道感染。婴儿肥胖主要是脂肪细胞增多，幼儿期发生肥胖则是脂肪细胞增大。婴儿期所增多的脂肪细胞在宝宝消瘦后不再消失，以后脂肪储存量增大时很容易再发生肥胖。

小儿肥胖症对于其生长发育以及成人之后的健康有着不容忽视的影响。小儿肥胖可成为成年后发胖或者患病的重要因素，如易患心血管系统疾病及糖尿病等。

另外，肥胖宝宝大多体态臃肿、行动不便、动作迟钝，一活动就满头大汗、气喘吁吁，容易感到疲乏，显得比同龄人更笨拙，因此小伙伴们常不乐意与他们一起玩耍。久而久之，这会使这些肥胖宝宝产生自卑心理，与人的交往也会越来越少，甚至造成社会交往能力障碍等心理疾病。

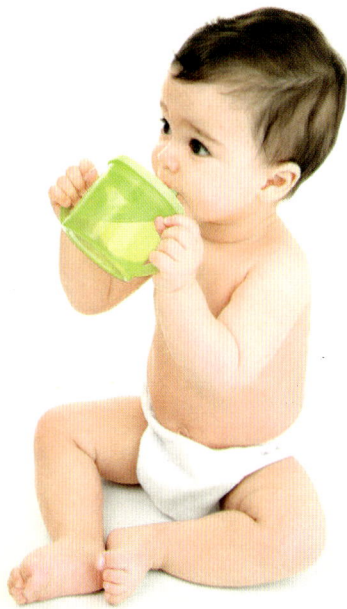

## 生活照护细则

宝宝减肥的基本措施，首先就是控制饮食。从量上讲，每日摄入热量要低于人体每日需要量。这样才能动用宝宝体内的脂肪，消耗掉热量。

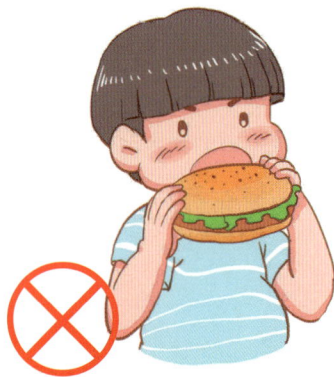

其次，还要增加运动量。多动就能增加热量的消耗，使多余的脂肪被调动起来，从而达到减肥的目的。建议让宝宝从最容易做到的运动方式开始，如快步疾走，可以走着或骑自行车去上学，每天坚持。其他可根据个人爱好选择打球、游泳等。

最后，还要注意减轻宝宝的精神负担。有些家长对于子女的肥胖过分忧虑，到处求医，对宝宝的进食习惯经常过度干预。这些都可引起宝宝的精神紧张，甚至让宝宝产生对抗心理，应注意避免。

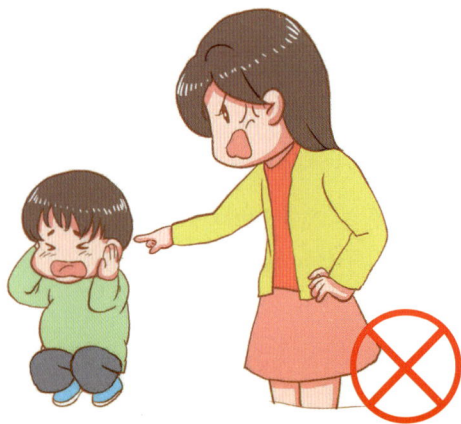

## 🍼 饮食调理要点

○ **每餐必有粥或汤。** 先吃些蔬菜，再喝汤，最后吃主食。要让宝宝养成每餐必喝粥或汤的习惯。

○ **宜选用热量少、体积大的食物。** 热量少、体积大的食物既能满足宝宝的食欲，又可增加饱腹感，如绿叶菜、萝卜、冬瓜、豆腐等。

○ **烹调口味尽量清淡。** 烹制食物时，尽量少加入刺激性调味品，宜采用蒸、煮或凉拌的方式，让宝宝减少食用油的摄入。

○ **替换零食种类。** 对于已习惯吃零食的宝宝，可将其常吃的巧克力、含糖饮料、蜜饯等高糖、高热量的零食更换成纯牛奶、酸奶、水果等低脂高纤维类食品。

# 🍴 海带豆腐冬瓜汤

**材料**

豆腐 170 克，冬瓜 200 克，水发海带丝 120 克，姜丝、葱丝各少许

**调料**

盐、鸡粉各 2 克，胡椒粉少许

**做法**

1. 将洗净的豆腐切开，改切成条，再切成小方块。
2. 将洗净的冬瓜切成小块，备用。
3. 往锅中注水烧开，撒上姜丝、葱丝，放入冬瓜块、豆腐块、海带丝，拌匀，煮至食材熟透；加入盐、鸡粉、胡椒粉，拌匀，略煮一会儿至汤汁入味。
4. 关火后将煮好的汤料盛出，装入碗中即可。

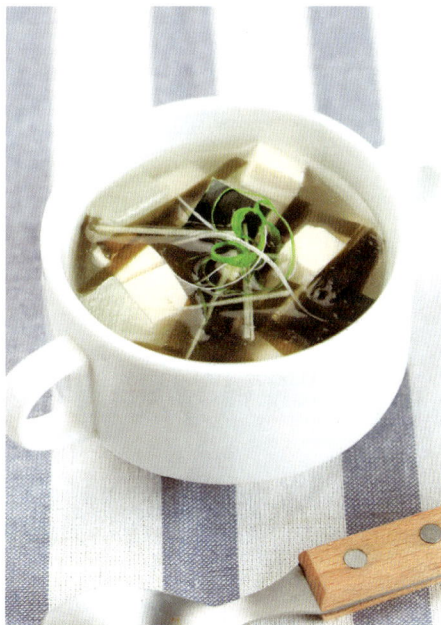

扫一扫二维码
跟视频做美食

# 十一 便秘

小儿便秘是指婴幼儿大便异常干硬，引起排便困难的疾病。干硬的粪便刺激肛门产生疼痛和不适感，宝宝会排斥甚至惧怕排大便，这样就使其肠道里的粪便更加干燥，便秘症状更加严重。

## 排便间隔时间长不一定是便秘

很多家长认为，宝宝一天没大便就是便秘了。在宝宝排便问题上，父母可能觉得一定要按照某个周期才是正常的，比如一天一次或两天一次。一旦这个规律被打乱，家长就会很担忧。但事实上，每个宝宝都有自己的排便习惯，只要宝宝不感到排便困难，且精神状态良好，家长就不需要担心。

便秘不以排便时间间隔长短为标准，而是以大便干结、排便费劲为依据的。有些婴幼儿对液体食物，特别是母乳，消化吸收能力很强，消化后食物残渣少，致使排便时间间隔长，但排便并不费劲，大便也不干燥，这属于正常现象。只有大便干结并且排便费劲才属于便秘。大便最后形成于左侧降结肠，如果结肠内细菌能够将食物纤维素分解发酵，就会产生水溶性的短链脂肪酸，吸收很多水分。大便中水分正好就是软便，水分过多就是腹泻，水分过少就是便秘。

## 小儿便秘的原因

婴幼儿便秘的主要原因，不是喝水不够，而是食品加工过细、过精。过细、过精的食物，一方面可以让宝宝容易吸收，对成长有利；另一方面，食物残渣少，容易导致便秘。但如果食物加工过粗，又容易引起消化不良，导致腹泻。所以加工食物要适当。此外，宝宝摄入的食物中纤维素不够也是发生便秘的一大原因。纤维素少会使大便中固水物质不足，导致大便干结。

多喝水并不能从根本上纠正便秘。而纤维素在结肠内被肠道正常菌群分解，产生固水的短链脂肪酸，可以纠正便秘。排除肠道发育问题后，服益生菌+纤维素（乳果糖口服液、小麦纤维素等），会有明显疗效。当然，改善饮食结构与养成良好的排便习惯，是预防便秘的根本方法。

如果不能解决引起便秘的病因，长期依赖药物不但不能解决根本问题，反而容易延误治疗。任何药物长期服用都可能存在风险，绝对不提倡长期使用药物来解决宝宝便秘的问题。

小儿便秘还有少部分原因是肠道畸形等导致大便在肠道中存留时间太长，水分重新吸收过多，如乙状结肠冗长，此种情况需要专科医生的指导。

## 宝宝喂养与便秘

母乳喂养的婴幼儿发生便秘的机会很低。这是因为，虽然母乳中营养素非常容易被吸收，但母乳中含有水溶性纤维素低聚糖，低聚糖在大肠中分解，可以增加粪便的水分，预防便秘。

配方奶喂养的婴幼儿容易出现便秘，可能与以下三方面有关：

○ 奶粉冲调得过稠。

○ 配方奶中已添加了婴儿生长发育所需的钙和维生素D等，家长若额外给宝宝补充这些营养素，就会造成其肠道内不能被吸收的钙等矿物质与脂肪酸结合形成钙皂，容易引起便秘。

○ 对牛奶蛋白不耐受。

所以，配方奶喂养儿出现便秘，可以从以下几个方面纠正：

○ 注意配方奶的冲调方式，应先加水后添奶粉，且奶粉和水的比例要与奶粉罐上的说明相符，切忌奶粉多水少。

○ 添加活性益生菌，比如鼠李糖乳杆菌LGG和乳双歧杆菌BB-12等。

○ 多吃含纤维素多的食物或服用乳果糖口服液、小麦纤维素制剂等。

○ 更换配方奶粉品牌。

## 生活照护细则

宝宝平时要多喝水。每天清晨起床后空腹喝一杯温白开水，对润肠清肠十分有益。不必每次喝很多水，但一天中要多次饮水。可以喝蔬菜水、纯果汁兑水，因为这些水中含有丰富的维生素、纤维素，有助于缓解便秘。

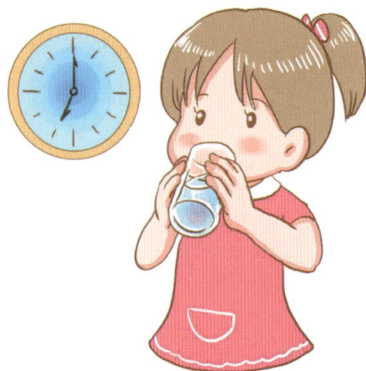

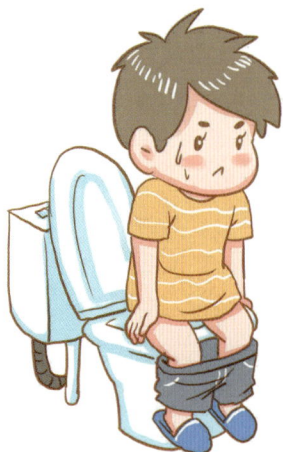

可以对宝宝进行定点排便训练，即每天早上或者晚上，根据宝宝的情况，定点让宝宝去排便。宝宝开始时有没有解便并不重要，主要是为了帮他养成习惯，形成大脑反馈的刺激，坚持一段时间建立条件反射后就会有效果。

还要让宝宝加强运动。让他增加运动量，多做户外活动，如跑、跳、拍球等，或做垫上运动如仰卧起坐、翻滚等。运动一方面可以促进食物的消化，另一方面可以增加肠蠕动，是治疗便秘很好的辅助方法。

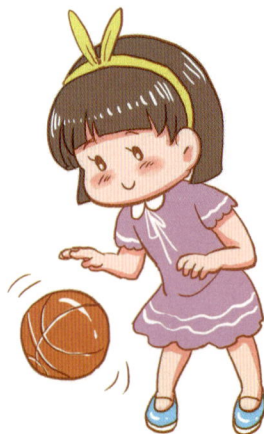

## 🍼 饮食调理要点

○ **保证蔬菜的摄入量。** 宝宝应该多吃纤维素含量高的蔬菜，如芹菜、白菜、菠菜、韭菜、萝卜等。制作时要注意避免纤维素的流失。

○ **每天应该进食一定量的水果。** 香蕉、苹果等水果可以促进肠蠕动，帮助排便。

○ **要纠正不良饮食习惯。** 要纠正宝宝偏食、挑食的习惯。饭菜要荤素搭配、粗粮细做，适合宝宝的口味。不要给宝宝吃辛辣刺激的食物。

○ **饮食不能过精过细。** 饮食过于精细，不能对肠道形成一定量的刺激，肠蠕动缓慢，食物在肠内停留的时间延长，水分会被再吸收，容易导致便干难出。

# 🍴 韭菜炒鸡蛋

| 材料 |

韭菜 120 克，鸡蛋 2 个

| 调料 |

盐 2 克，鸡粉 1 克，食用油适量

| 做法 |

1. 将洗净的韭菜切成约 3 厘米长的段。

2. 将鸡蛋打入碗中，加入少许盐、鸡粉，用筷子朝一个方向搅散。

3. 往炒锅中注入适量食用油烧热，倒入蛋液，翻炒至熟，盛出备用。

4. 把油锅烧热，倒入韭菜翻炒半分钟，加入盐、鸡粉，炒匀，至韭菜熟透，再倒入炒好的鸡蛋，翻炒均匀。

5. 将炒好的韭菜鸡蛋盛入盘中即可。

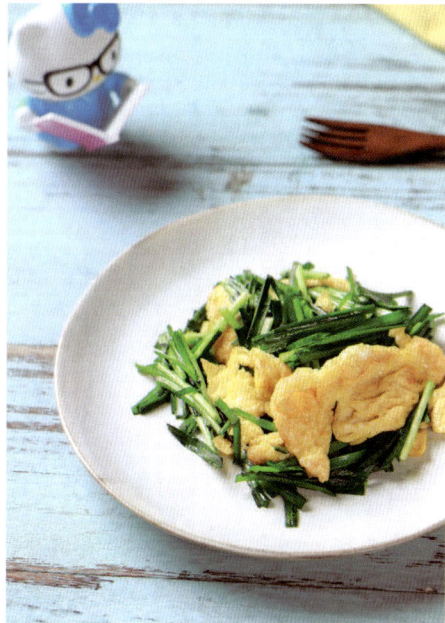

扫一扫二维码
跟视频做美食

# 十二 腹痛

引起腹痛的常见病有多种，它们通常起病急、进展快。婴幼儿不会用言语准确表达自己的感受，给疾病的诊断带来一定困难。家长应学会通过观察宝宝的各种异常表现，来判断引起腹痛的可能原因，及时做相应处理或去医院就诊，以减少宝宝的痛苦。

## 腹痛的鉴别

### 急性阑尾炎

○ 开始时宝宝感觉上腹部（胃区）疼痛或肚脐周围疼痛，数小时后才转为右下腹部疼痛。

### 嵌顿疝性腹痛

○ 宝宝阵发性哭闹、腹痛、腹胀和呕吐，在站立或用力排便时腹股沟内侧出现一肿胀物，男宝宝或仅表现为一侧阴囊增大。经医生治疗后，这种情况还可能反复发生。

### 细菌性痢疾腹痛

○ 常起病急，可先有发热，体温达39℃甚至更高，大便次数增多，腹泻前常有阵发性腹痛，肠鸣音亢进，但腹胀不明显。

### 过敏性紫癜腹痛

○ 这是一种变态反应性疾病，多伴有全身的症状。首先表现为皮肤紫癜，面积大小不等，表面紫红色，多分布于四肢和臀部，以踝、膝关节处明显。

### 小儿慢性胃炎腹痛

○ 常为反复阵发性腹痛，多无规律，以脐上及脐周痛为主，常同时伴有上腹部压痛、厌食、消瘦、呕吐、反酸等典型表现。

○ 在一定时间内反复发作，每次疼痛时间较短，一般不超过 10 分钟。腹痛部位以脐周为主，其次是上腹部。时痛时止，反复发作；腹痛可轻可重，严重时可令宝宝持久哭叫、翻滚；肚子稍硬，间歇时整个腹部柔软；可伴有呕吐。

## 习惯性腹痛

○ 常发生在早餐时或饭后，问宝宝哪个部位痛，他常指肚脐部，没有发热或腹泻。疼痛并不严重，过 10～20 分钟就好了，可是第二天宝宝又会同样地叫嚷肚子痛。到医院检查，找不到实质性的病变，化验大便也找不到虫卵。

## 急性肠系膜淋巴结炎

○ 往往先有发热后有腹痛。腹绞痛的部位可能是弥漫性的，或因发炎的淋巴结位置而有不同，但以右下腹最多见。大多数发生在 3～10 岁，男孩较女孩多见，发病的高峰年龄为 7 岁以下。该病常在急性上呼吸道感染的病程中并发，或继发于肠道炎症之后。

## 腹部脏器与体表感应部位的对应关系

| 内脏器官 | 体表感应部位 | 内脏器官 | 体表感应部位 |
| --- | --- | --- | --- |
| 胃 | 上腹部 | 肾与输尿管 | 腰部与腹股沟部 |
| 小肠 | 脐部 | 膀胱底 | 耻骨上区及下背部 |
| 升结肠 | 下腹部与耻骨上区 | 膀胱颈 | 会阴部及阴茎 |
| 乙状结肠与直肠 | 会阴部与肛门区 | 子宫底 | 耻骨上区与下背部 |
| 肝与胆囊 | 右上腹及右肩胛 | 子宫颈 | 会阴部 |

## 生活照护细则

给宝宝测量体温，如果宝宝体温有轻度升高，并且出现严重腹痛或疼痛局限在肚脐周围，有可能是急腹症。

当急性腹痛诊断未明时，最好让宝宝禁食，必要时进行胃肠减压。

除急腹症外，对疼痛局部可用热水袋进行热敷，从而解除肌肉痉挛而达到止痛效果。

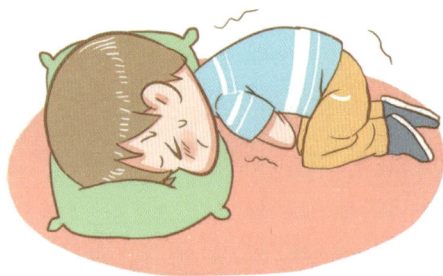

应协助腹痛宝宝采取有利于减轻疼痛的体位，以缓解疼痛，减少疲劳感。对于烦躁不安的宝宝，应加强防护措施，防止他坠床。

遵医嘱合理应用镇痛药物。应注意严禁在未确诊前随意给宝宝使用强效镇痛药或激素，以免改变宝宝腹痛的临床表现，掩盖症状、体征，进而延误病情。

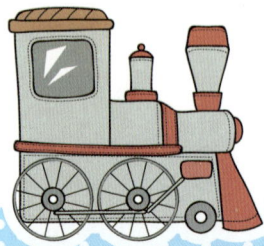

## 饮食调理要点

○ 喂奶的妈妈需要注意饮食。母乳喂养的宝宝腹痛，可能与母亲食用过多的黄豆、花生、大蒜、洋葱、卷心菜、白萝卜、杏、西瓜、桃子等有关。这些食物中所含有的某种物质可以通过乳汁进入宝宝体内，使宝宝肠内产气过多，引起腹胀、疼痛。

○ 饮食定时定量。经常性腹痛的宝宝每日三餐或加餐均应定时，间隔时间要合理。急性胃痛的宝宝应尽量少食多餐，平时应少吃或不吃零食，以减轻肠胃的负担。

○ 补充维生素。平时宝宝应多吃富含维生素的食物，以利于保护胃肠黏膜和提高身体的防御能力，并促进局部病变的修复。

○ 改善不良饮食习惯。宝宝宜多吃清淡的食物，少食肥甘、寒凉、辛辣等刺激性食物。

# 果味酸奶

| 材料 |

酸奶 250 毫升，苹果 35 克，草莓 25 克

| 做法 |

1 将洗好的草莓切成小瓣，再切成小块。

2 将洗净的苹果切开，去核、去皮，切成条，再切成小块。

3 将酸奶倒入碗中，放入切好的草莓、苹果，搅拌均匀。

4 把拌好的食材倒入杯中即可。

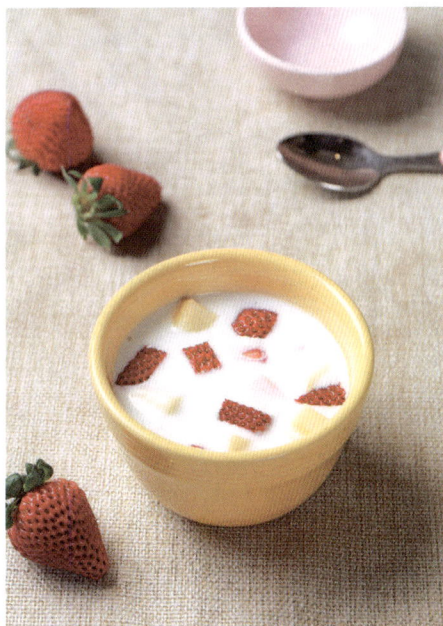

扫一扫二维码
跟视频做美食

# 十三 腹泻

腹泻是一组由多病原、多因素引起的以大便次数增多和大便性状改变为特点的儿科常见病症。纯母乳喂养的宝宝大便偏稀、次数相对较多，是因为母乳中的低聚糖具有"轻泻"作用，这不属于腹泻范畴，要加以区分。

## 区分感染性腹泻和非感染性腹泻

由于小儿各种身体功能未完全成熟稳定，患病后易出现各种功能紊乱，特别是消化吸收功能受影响最大，所以容易出现腹泻。

感染性腹泻主要感染途径是消化道传播。细菌、病毒等感染性因素引起的腹泻，往往发热在先，且先期多有呕吐的表现。发热、呕吐后，第一次排便未必是腹泻，但紧接着就可能出现腹泻。细菌感染导致的腹泻，大便中往往可见黏液，甚至脓血样物质，每次排便量并不多；病毒感染导致的腹泻，往往为稀水样大便，每次排便量很多。

非感染性因素引起的腹泻，往往是食源性的。消化不良引起的腹泻，会表现为大便中有原始食物颗粒，不伴发热，偶有呕吐。过敏性腹泻，在进食某些食物后数小时至1～2天内出现，会有反复，与进食明显相关。气候原因，往往与气候改变、环境变化等有关。非感染性腹泻，大便检查往往正常，调整饮食或改变环境即可纠正。

但需要注意的是，还有一种生理性腹泻，又称为"母乳性腹泻"，临床偶见。目前认为是母乳内含有致腹泻物质引起的。这种腹泻的特点是从母乳喂养开始即有腹泻，宝宝大便多带绿色，稀薄泡沫多，有少量透明黏液。宝宝精神、食欲及体重增长等都正常。这种腹泻是正常的，可不做处理。

## 不能刻意止泻

临床上有很多家长看到宝宝一直腹泻，身体虚弱，担忧之下就会给宝宝采取止泻的措施。其实，腹泻是肠道排泄废物的一种保护性反应，宝宝通过腹泻可以排出病原体等有害物质。所以，腹泻并不一定就是坏事。

治疗腹泻的重点应是找到原因并予以解决，而不是单纯止泻。虽然宝宝腹泻时可能因丢失水分过多造成脱水，但仅仅止泻，容易导致病原体、毒素、代谢物滞留于肠内。比如宝宝患有细菌性肠炎时，其肠道内致病细菌造成肠黏膜损伤，引起脓血便，若此时止泻，其肠道内大量细菌和毒素就会留在体内，引起毒血症或败血症等病症。

所以，腹泻虽然排出大量体液和未被吸收的营养物质，可能造成脱水和营养不良，但同时也可以排出有害物质。在不刻意止泻的前提下，要注意预防和纠正脱水，并及时补充营养，然后根据医生的指导针对腹泻原因用药。

## 脱水的症状和体征

脱水指的不仅仅是水分的丢失，同时还有电解质的丢失。严重脱水可造成大脑损伤，甚至危及生命。

### 轻度脱水

○ 失水量约为体重的5%。宝宝精神稍差，皮肤干燥、弹性稍低，眼窝、前囟稍凹陷，哭时有泪，口腔黏膜稍干燥，尿量稍减少。

### 中度脱水

○ 失水量占体重的5%～10%。宝宝精神萎靡，皮肤干燥、弹性差，捏起皮肤时皱褶展开缓慢，眼窝和前囟明显凹陷，哭时少泪，口腔黏膜干燥，四肢稍凉，尿量明显减少。

### 重度脱水

○ 失水量约为体重的10%以上。宝宝精神极度萎靡，表情淡漠，陷入昏睡或昏迷，皮肤明显干燥、弹性极差，捏起皮肤皱褶不易展平，眼窝和前囟深陷，眼睑不能闭合，哭时无泪，口腔黏膜极干燥。

## 生活照护细则

注意不串病室，不坐他人床铺，防止交叉感染。对宝宝餐具、衣物、尿布、玩具分类消毒，并保持清洁，避免病从口入。

大多数感染性腹泻都是由于手接触了感染源，如接触了粪便再接触口腔。所以，需要加强个人卫生，要求宝宝饭前便后洗手。

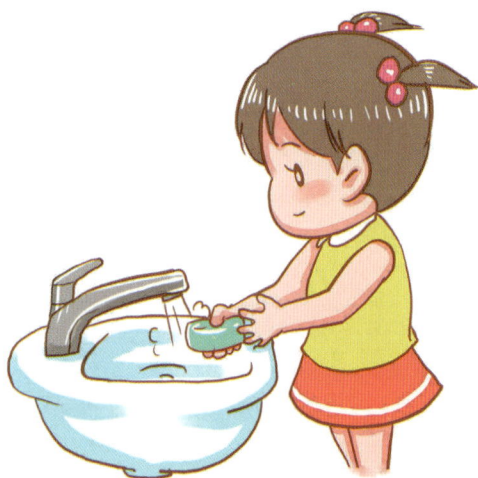

患病的宝宝腹泻次数多，容易发生尿布皮炎，因此在宝宝每次便后，要用温水帮他清洗臀部，然后擦干并涂抹凡士林或其他润肤露。应选用吸水性强的、较软的布做尿布，避免用塑料布垫在宝宝的屁股上，或包得过紧。

如果宝宝出现腹泻，家长在就医之前应该密切关注以下情况，以便配合医生诊治：宝宝腹泻前有无不适表现，是否有呕吐；腹泻次数和排出物颜色、性状；排尿量和间隔时间，特别是就诊前最后一次排尿时间；体温多少，是否进行过退热处理，用的什么退热药等。此外，家长要留取宝宝大便标本置于小瓶或保鲜膜内，在宝宝排便后2小时内送到医院检测，以便于医生判断宝宝腹泻的原因。

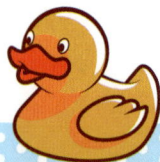

## 饮食调理要点

○ 理性禁食。对于重型患儿以及呕吐频繁者，可暂禁食4～6小时。一般患儿不要禁食，可给予清淡易消化的食物，如米汤、粥及含钾的食物。

○ 坚持母乳喂养。对于母乳喂养的宝宝，可继续母乳喂养，不可突然断奶。断奶时间可在2岁左右，断奶前后适当地添加食物，并遵循由少到多、由单一到多种、由细到粗的原则，使辅食逐渐代替母乳。

○ 不喝煮沸的牛奶。千万不要给腹泻的宝宝喝煮沸的牛奶，包括脱脂奶。因为煮沸的牛奶中水分蒸发，剩下的浓缩部分盐和矿物质含量较高，不适合胃肠道脆弱的腹泻宝宝饮用。

# 西红柿炖鲫鱼

### 材料
鲫鱼250克，西红柿85克，葱花少许

### 调料
盐、鸡粉各2克，食用油适量

### 做法
1  将洗净的西红柿切成片，备用。
2  用油起锅，放入处理好的鲫鱼，用小火煎至断生。
3  往锅中注入适量清水，用大火煮沸；盖上盖，用中火煮约10分钟。
4  揭开盖，倒入西红柿，拌匀，撇去浮沫，煮至食材熟透；加入盐、鸡粉，拌匀调味。
5  关火后盛出煮好的菜肴，装入碗中，点缀上葱花即可。

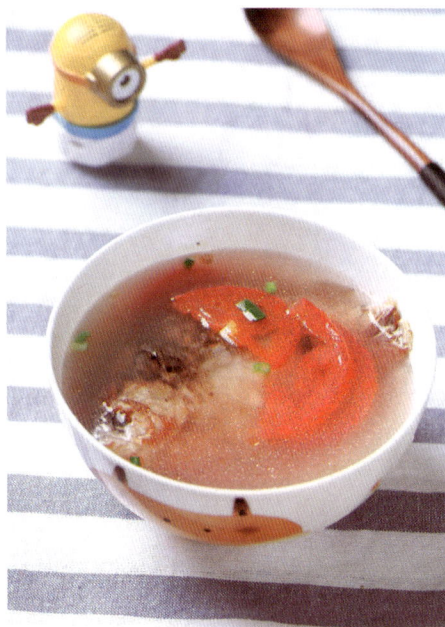

扫一扫二维码
跟视频做美食

# 十四　呕吐

呕吐可以是独立的症状，也可是原发病的伴随症状。呕吐可以由消化系统疾病引起，也可见于全身各系统和器官的多种疾病。小儿呕吐可防可治，但是小儿呕吐会在一定程度上影响宝宝的身体健康，关键是家长要找出病因，及时处理。

## 呕吐的类型

小儿呕吐的类型有很多，包括一般呕吐、喷射性呕吐、溢乳和反刍现象。

**一般呕吐** ➡ ○ 呕吐前常有恶心，可吐出一两口，或连续呕吐数口。这种情况多见于胃肠道感染性疾病，如胃肠炎、细菌性痢疾等。不少呼吸道感染患儿，如咽炎、气管炎或肺炎患儿，也可因剧烈咳嗽引发呕吐。

**喷射性呕吐** ➡ ○ 呕吐前往往无任何感觉，食道或胃部的食物突然自鼻腔或口腔大量喷涌而出，呈喷射状。发生这种呕吐的主要原因包括：婴儿吃奶时吞入大量空气；胃肠道先天畸形，如胃扭转、胃幽门梗阻或中枢神经系统感染性疾病；脑炎、脑膜炎患儿，因颅内出血或颅内肿物呈现颅内高压状态。

**溢奶** ➡ ○ 又称漾奶，多见于出生6个月内的婴儿，主要表现为吃奶后从口角溢出少许奶汁。这是因为婴儿的胃与成人不同，呈水平位，而且其胃部肌肉发育不完善，食管等胃部连接处的贲门比较松弛，婴儿吃奶过多或咽下大量空气时，就会出现溢奶。

**反刍现象**

○ 反刍现象是与呕吐相似的病态，较少见。多在婴儿出生6个月后发病。患儿生长发育明显落后于同龄正常儿，常呈重度营养不良。

## 小儿呕吐的原因

小儿呕吐的症状比较多，引起小儿呕吐的原因也不少。引起小儿呕吐的原因包括喂养或进食不当、消化功能异常、消化道感染性疾病、神经系统疾病、精神因素、中毒等。下面我们了解一下小儿呕吐的具体原因。

○ 喂养或进食不当：新生儿期喂奶过多，奶粉的配方不当，吃奶时吞入大量空气；婴儿及幼儿一次进食量较多或食物不易消化。

○ 消化功能异常：小儿患有全身感染性疾病，如上呼吸道感染、支气管炎、肺炎及败血症等疾病时，出现高热、恶心、食欲减退等症状的同时，常伴有呕吐。

○ 消化道感染性疾病：小儿患有胃炎、肠炎、痢疾、阑尾炎等疾病时，由于局部刺激可引起反射性呕吐，此时多伴有恶心、腹痛、腹泻等其他消化系统症状。

○ 神经系统疾病：小儿患有脑炎、脑膜炎、颅内出血或肿瘤以及颅脑外伤等中枢神经系统疾病时也能引起呕吐，以呕吐前无恶心且呕吐呈喷射性为特点，往往同时伴有神经系统的其他症状，如头痛、精神萎靡、嗜睡，甚至抽风、昏迷等。

○ 精神因素：有些宝宝可能会因为某些原因造成的精神过度紧张或焦虑呕吐，再发性呕吐有时也与精神因素有关。

○ 中毒：包括食物中毒、动物和植物中毒及药物、农药中毒等，几乎都有呕吐症状，但不同类型的中毒又有不同的临床特点，需要鉴别。

## 生活照护细则

患儿尽量卧床休息，不要经常变动体位，否则容易再次引起呕吐。发生呕吐时要让宝宝坐起，把头侧向一边，以免呕吐物呛入气管。

宝宝呕吐后可用少量水漱口，不可大量饮水。如果宝宝强烈要求喝水，父母可让他少量多次地饮水。

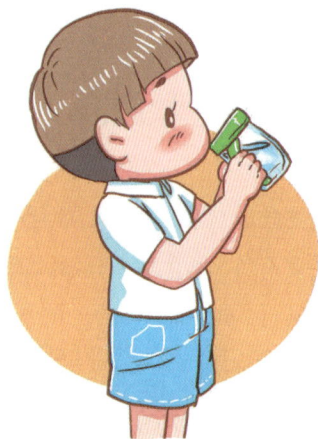

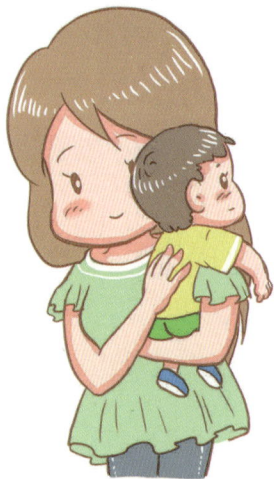

父母要注意观察宝宝呕吐的情况，比如呕吐与饮食及咳嗽的关系、呕吐次数、吐出的胃内容等。

宝宝吃奶后如果偶然发生了吐奶，可能是他吞咽了空气，下次喂食时应让宝宝完全裹住奶头，不让其吞咽空气。待宝宝吮完后可抱起他轻拍其背部，让空气排出；然后，让他保持右侧卧位，并略抬高其上半身。宝宝如果经常在吮奶后呕吐，则需到医院就诊。

## 饮食调理要点

○ 暂时禁食。小儿呕吐常见于消化功能紊乱，所以当宝宝出现呕吐时，首先要给予4~6小时禁食，让宝宝的消化道休息一段时间，等待呕吐反应消失。宝宝在禁食期间，也不要喝水。

○ 循序渐进地进食。宝宝发生呕吐24小时后可以正常饮食。若宝宝不想吃，不要强迫他；宝宝胃口好也不要吃得太多，尽量少食多餐。吐后应先吃流食、半流食，如大米粥或面条，再逐渐过渡到普通饮食。

○ 适当补充水分。若宝宝口渴，可以用棉花棒沾水润湿其口腔。宝宝呕吐后要适当补充水分，少量多次地进行。

# 苹果柳橙稀粥

### 材料

水发米碎 80 克，苹果 90 克，橙汁 100 毫升

### 做法

1　将洗净去皮的苹果切开，去核，切成小块。

2　取榨汁机，选择搅拌刀座组合，放入苹果块，盖好盖，选择"榨汁"功能，将苹果打成泥。

3　断电后取出苹果泥，待用。

4　往砂锅中注入适量清水烧开，倒入米碎，拌匀，盖上盖，烧开后用小火煮约20分钟。

5　揭开盖，倒入橙汁，放入苹果泥，拌匀，用大火煮约2分钟，至其沸腾。

6　关火后盛出煮好的稀粥即可。

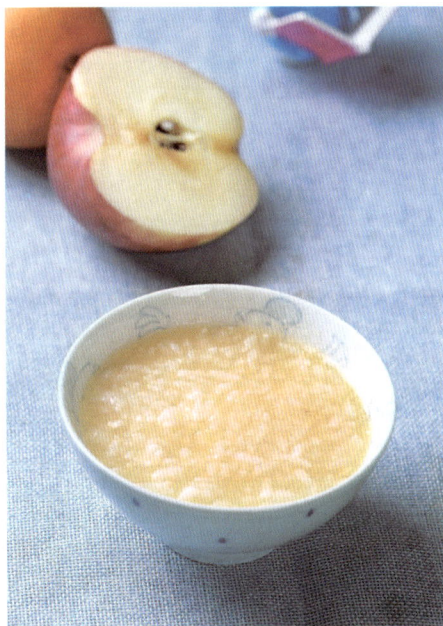

扫一扫二维码
跟视频做美食

# 十五 疱疹性咽峡炎

疱疹性咽峡炎是由肠道病毒引起的以急性发热和咽峡部疱疹溃疡为特征的疾病，以粪-口或呼吸道为主要传播途径，感染性较强，传播快，易散发或流行，夏秋季为高发季节，预后良好。

## 疱疹性咽峡炎的病程表现

**1 潜伏期（3~5天）**

无任何症状

体内病毒大量复制。

**2 前驱期（1~2天）**

突发高热38~40 ℃

可伴有咽红、食欲不振等症状。

**3 水疱期（2~3天）**

高热

上腭黏膜出现水疱。

**4 溃疡期（3~5天）**

低热或退热

这是宝宝最痛苦的时期，因为溃疡疼痛会导致他出现流口水、拒食等表现。

## 疱疹性咽峡炎与手足口病的区别

疱疹性咽峡炎有"隐形手足口病"之称，两者有很多相似的症状，但也有不同之处，家长应注意辨别。

### 疱疹位置不一样

**疱疹性咽峡炎**

只有咽峡部位出疱疹

**手足口病**

通常口腔、手、足、臀部都会出疱疹

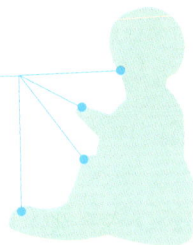

### 发病风险不一样

疱疹性咽峡炎 —— 病情较轻（1~2周）——→ 自愈

手足口病

——病情较轻（1~2周）——→ 自愈

——病情较重——→ 脑炎

——风险率0.1%——→ 肺出血

**小贴士：**

疱疹性咽峡炎有较强的传染性，能通过飞沫、唾液、口腔接触等传播，从潜伏期到完全恢复，整个过程都具有传染性。即使疱疹破了，自身产生了抗体，也很可能传染给其他人，所以应对患儿采取隔离措施。

## 生活照护细则

疱疹病毒在空气中会繁殖，并且通过呼吸道传染，患儿与其他人最好分居室居住，接触患儿的人要带上口罩。同时要让患儿注意休息，减少活动量。

患儿居住的房间要保持空气清新，温度保持在18～22℃，湿度保持在50%～60%，但要避免空气对流。不能让成人在宝宝居室内吸烟。

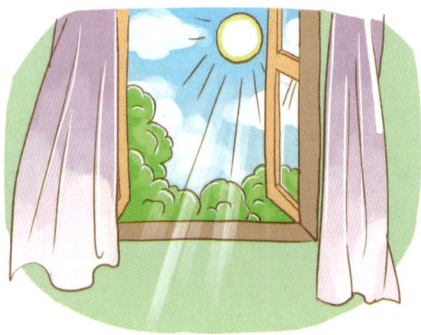

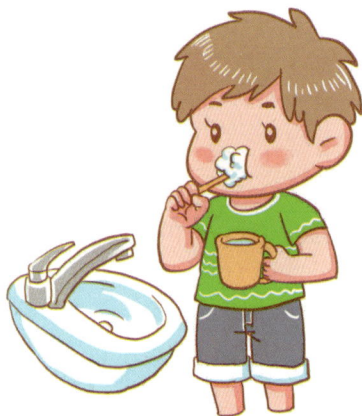

婴幼儿饭后喂少量温开水以清洗口腔，年长儿饭后要漱口，以保持口腔清洁。饭前便后要洗手，注意个人卫生，以免发生感染。

患病期间，宝宝要卧床休息，衣被不宜过厚，以免影响肌体散热，导致体温进一步升高。为保持宝宝皮肤清洁，避免汗腺堵塞，可以用温水给宝宝擦浴，及时为他更换被汗液浸湿的衣服。

每4个小时为宝宝测量一次体温，并准确记录。若宝宝体温超过38.5℃，应及时带他就医，在医生的指导下给宝宝降温。

## 饮食调理要点

○ **饮食宜清淡。** 疱疹性咽峡炎口腔疼痛明显，患儿大多有拒食现象。应该注意给宝宝补充营养，食物应清淡、有营养，忌油腻，宝宝进食困难时可采取大静脉营养合剂。

○ **多食富含维生素$B_2$和维生素C的新鲜蔬果。** 维生素$B_2$具有良好的促进身体修复的作用，对组织的愈合有非常大的帮助，富含维生素$B_2$的食物有油菜、山药、核桃等；维生素C可增强中性粒细胞的趋化性和变形能力，提高杀菌能力，富含维生素C的食物有柑橘、西红柿、苹果、猕猴桃等。

○ **忌食刺激性食物。** 宝宝要少吃酸、甜、辣、咸等刺激性食物，尤其要注意不吃过热、过冷、过硬的食品，避免刺激口腔破溃部位，引起疼痛。

## 山药苹果汁

| 材料 |

苹果 100 克，去皮山药 80 克，生姜 40 克

| 做法 |

1. 将洗净的苹果切开，去核，切成小块。
2. 将洗净去皮的山药切成条，再切成丁。
3. 将洗净去皮的生姜切成片。
4. 取榨汁杯，倒入苹果块、山药丁，再放入生姜片，注入适量的清水；盖上盖，将榨汁杯安装在机座上，调转旋钮，开始榨汁。
5. 待时间到，揭开盖，将蔬果汁倒入杯中即可。

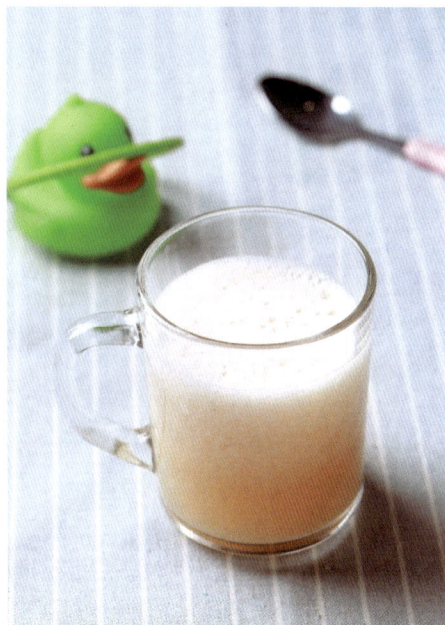

扫一扫二维码
跟视频做美食

# 十六　鹅口疮

鹅口疮又称雪口病，为白色念珠菌感染在黏膜表面形成白色斑膜的疾病。多见于新生儿和婴幼儿，营养不良、腹泻、长期使用广谱抗生素或激素的患儿常患此病。新生儿多由于产道感染或哺乳时奶头不洁及乳具污染而感染此病。

## 发病原因

### 妈妈的原因

○ 准妈妈产道有念珠菌感染。白色念珠菌通常寄生在人体的皮肤、肠道，以及女性的阴道中。准妈妈如果孕前患有白色念珠菌阴道炎，那么就要及时治疗。有统计表明，正常新生儿的鹅口疮有99%是出生经过产道时，接触到妈妈阴道附近的念珠菌而造成感染的。

### 宝宝的原因

○ 宝宝的身体抵抗力还不够强大。新生宝宝的口腔黏膜很娇嫩，抵抗力弱，稍有擦损，都会使病原体有机可乘，侵入宝宝的伤口而继发感染。

○ 盲目用药。现代医学证实，婴幼儿患鹅口疮还与长期、盲目使用广谱抗生素、类固醇等药物有关，这类药物易造成婴幼儿体内正常菌群的紊乱。

### 从卫生习惯找原因

○ 妈妈乳头不洁或喂养者的手指伸入宝宝口腔内导致感染。妈妈的内衣、用于擦拭乳头的毛巾不洁，妈妈哺乳前未洗手等都会造成妈妈乳头不洁。用手指触摸宝宝的口腔，也有可能将病原体带入。

○ 忽视用品的清洁消毒。玩具、毛巾、奶瓶、奶嘴、尿布等宝宝常与之亲密接触的物品，如果没有得到及时的清洁和消毒，就有可能成为感染源。

○ 忽视宝宝口腔清洁。宝宝喝奶后，留在口腔内的奶汁时间长了会变质，进而滋生病菌。

## 🍼 鹅口疮的症状

患儿口腔黏膜表面覆盖白色乳凝块样小点或小片状物，可逐渐融合成大片，不易擦去，周围无炎症反应；强行剥离后局部黏膜潮红、粗糙、可有溢血，不痛；不流涎，一般不影响吃奶，无全身症状。重症则整个口腔均被白色斑膜覆盖，甚至可蔓延到咽部、喉头、食管、气管、肺等处而危及生命；重症患儿可伴有低热、拒食、吞咽困难。取白膜少许放玻片上加10%氢氧化钠一滴，在显微镜下可见真菌的菌丝和孢子。

### 鹅口疮与奶块的区别

宝宝吃奶后，口腔内会残留奶液，如果没有及时清洁，会形成奶块，这与鹅口疮有一些相似。对缺乏经验的新手父母来说，区别它们的办法就是：用湿棉签轻轻擦拭，白色块状物如果能被擦掉，则是奶块；假如擦除困难，或擦除后留有红色创口，则表示宝宝患了鹅口疮。

### 鹅口疮与马牙的区别

马牙是在婴儿上腭中线两侧和齿龈部位的黄白色、米粒大小的小颗粒，是上皮细胞堆积或黏液腺分泌物积留形成的，数周后可自然消退。从形状上看，马牙是黄白色的小点，鹅口疮则是斑片状白膜；两者位置不同，马牙一般长在牙床上，鹅口疮一般长在口腔内。

## 🍼 鹅口疮的预防

首先，定期对宝宝进食时所用的餐具如奶瓶和奶嘴消毒，并保持干燥；哺乳期的妈妈要经常用清水清洗乳晕；宝宝的被褥和玩具，要定期拆洗、晾晒。

其次，宝宝应经常进行一些户外活动，以增加肌体的抵抗力。最重要的是，不要轻易给宝宝使用抗生素；如果宝宝生病，应在医生的指导下使用抗生素。

再次，妈妈哺乳前要洗净双手及乳头。妈妈若患有手足癣，更应该注意避免双手接触乳头或喂奶用具，必要时应停止哺乳。

最后，妈妈给宝宝喂奶后，再给宝宝喂些温开水，冲去留在其口腔内的奶汁，清洁宝宝口腔。

## 生活照护细则

宝宝的衣物应单独清洗，毛巾应分类使用，用后应将其置于阳光下晾晒。

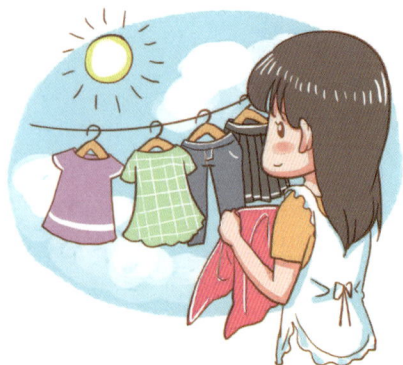

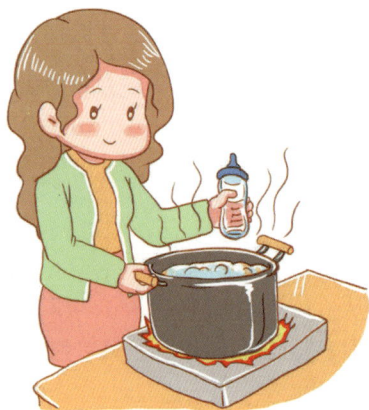

每次给母乳喂养的宝宝喂奶前后，妈妈必须洗手、用温毛巾擦拭乳头，以保持清洁。母乳喂养前用温毛巾擦拭乳头即可，不要对乳头消毒。

奶瓶、奶嘴等宝宝使用过的食具应煮沸消毒或以压力灭菌消毒备用，但不要使用化学消毒剂消毒。

家中的环境只要保持干净、整洁即可，不宜过度清洁，更不能使用消毒剂消毒，以免生活环境过于干净，阻碍宝宝肠道正常菌群的建立。

发现宝宝患有鹅口疮后，应根据医嘱在其患处涂上药物消灭白色念珠菌。更重要的是要同时给宝宝服用益生菌制剂，调整并恢复其肠道正常菌群。

密切观察宝宝病情变化，若宝宝出现发热、烦躁不安、口腔黏膜上的乳凝块样物向咽部以下蔓延等症状，应及时带他到医院就诊，以防止宝宝发生呼吸困难等严重并发症。

## 🍼 饮食调理要点

○ **补充营养。** 及时给宝宝补充高热量、高维生素、易消化、温热的流质或半流质食物，如肉粥、米糊、蔬果泥等，以免宝宝因口腔不适影响营养摄入，阻碍生长发育。

○ **宜吃碱性食物。** 白色念珠菌适宜在酸性环境下生长，食用碱性食物如马蹄（荸荠）、柠檬等，可破坏酸性环境，有抑制念珠菌繁殖的作用。

○ **多喝水。** 宝宝进食后可少量饮水或者以温水清洁口腔。对于母乳喂养的宝宝，妈妈在喂奶后也需要给他喂少量温开水。

○ **忌刺激口腔的食物。** 避免让宝宝摄入过酸、过咸、寒凉、辛辣的食物，以免刺激其口腔黏膜引起疼痛。

# 🍴 马蹄甘蔗汁

| 材料 |

马蹄 120 克，甘蔗 85 克

| 做法 |

1 将洗净的马蹄去皮，切成小块。

2 将洗好的甘蔗切成段。

3 取榨汁机，选择搅拌刀座组合，倒入切好的马蹄肉、甘蔗段，注入适量清水；盖上盖，选择"榨汁"功能，榨取汁水。

4 断电后倒出汁水，装入杯中即可。

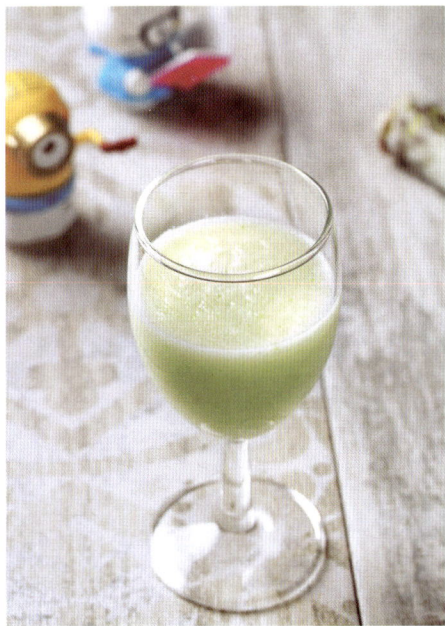

扫一扫二维码
跟视频做美食

083

# 十七 手足口病

手足口病是一种小儿传染病，多发生于5岁以下儿童，可引起手、足、口腔等部位的疱疹，少数患儿可引起并发症。手足口病是一种自限性的疾病，大多数患儿会在1～2周之内痊愈，可不用特殊治疗，但必须进行隔离。

## 手足口病的传播途径

引起手足口病的病毒是肠道病毒，不过有20多种，加上这种疾病的传播途径有很多，所以儿童非常容易感染。儿童一旦感染，病毒在被排出之前都会待在体内。患儿在感染一个星期之后，最容易传染给其他人。手足口病的病毒通过以下途径传播：

人群密切接触是重要的传播方式，儿童通过接触被病毒污染的手、毛巾、手绢、刷牙杯、玩具、食具、奶具以及床上用品、内衣等感染此病。

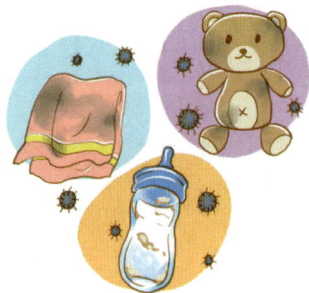

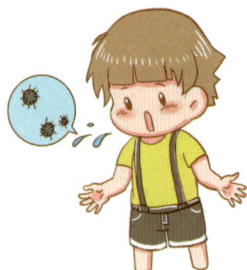

患儿的咽喉分泌物及唾液中的病毒可通过空气（飞沫）传播，故与患儿近距离接触可造成传染。

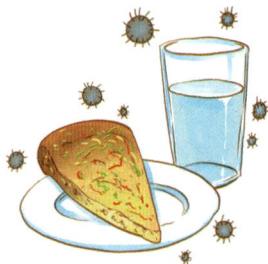

饮用、食入被病毒污染的水、食物，也可发生感染。

## 肠道病毒消毒方法

肠道病毒适宜在湿热的环境下生存与传播，对外界环境的抵抗力较强。它在室温下可存活数日，在污水和粪便中可存活数月，在冰冻条件下可保存数年。在pH3～9的环境中稳定，不易被胃酸和胆汁灭活，还耐乙醚、酒精。所以，消灭肠道病毒，预防手足口病，需要特殊的消毒方法。

### 环境消毒要点

○ 不要大规模喷洒消毒。

○ 只需对小儿经常接触的物体表面，如门把手、课桌椅、餐桌、婴儿床栏杆、楼梯把手、玩具、游乐设施、寝具以及书本等进行重点消毒。

○ 清洁完毕的物体可移至户外，接受阳光照射，通过紫外线杀灭病毒。

### 消毒方法

○ 粪便、呕吐物、痰液等：每升污物加漂白粉200克拌匀加盖，作用2～6小时；或每升污物加2%含氯消毒剂2000毫升，拌匀后放置2小时；粪便还可以用生石灰以1:1的比例与其搅拌，进行消毒。

○ 食具、饮具、药杯：采用煮沸消毒，煮沸15～30分钟，或用250毫克/升有效氯含氯消毒剂溶液浸泡30～60分钟，浸泡时应淹没被浸泡容器，浸泡后用清水冲洗。

○ 盛放排泻物的容器：用500毫克／升有效氯含氯消毒剂浸泡2小时。

○ 生活用具、玩具、书籍：用500毫克/升有效氯含氯消毒剂溶液擦拭消毒，作用时间30分钟，或用0.3%过氧乙酸作用60分钟，或用紫外线灯直接照射30分钟。

○ 患儿衣物、被单：阳光下暴晒，或煮沸20分钟，或用500毫克/升有效氯含氯消毒剂浸泡30分钟。

○ 生活污水：用50毫克/升有效氯含氯消毒剂作用2小时。

○ 垃圾：用1000毫克/升有效氯含氯消毒剂溶液喷雾作用2小时。

○ 清洁完毕的物品都可移至户外，接受阳光照射，通过紫外线杀灭病毒。

## 生活照护细则

患儿皮肤、手脚要洗干净，指甲剪短，保持衣被清洁。不要让宝宝搔抓皮疹，以免感染化脓，对已破溃的疱疹可用碘伏涂抹。

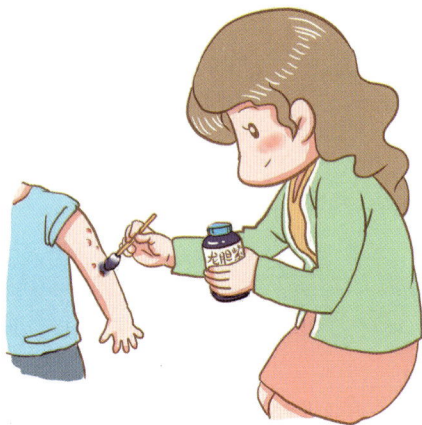

手足口病患儿会出现发热的情况，一般为低热或中等热度，无须特殊处理，可让患儿多饮温开水，通过自身体温调节退热。如果宝宝体温超过38.5℃，可以在医生的指导下给他服用退热剂。

宝宝患病一周内应卧床休息，多饮温开水；还要加强对宝宝的口腔护理，定时让宝宝用温水漱口，特别是宝宝进食前后要用生理盐水或温开水漱口。

宝宝患病后应暂停去幼儿园或学校，尽量不要外出，避免传染给他人。

## 饮食调理要点

○ **流质饮食。** 患儿饮食以牛奶、豆浆、米汤、稀饭、蛋花汤等流质食物为主，少食多餐，维持基本的营养需要。

○ **吃不刺激口腔黏膜的食物。** 为了避免宝宝进食时嘴疼，食物要不烫、不凉，味道要不咸、不酸。可以让宝宝用吸管吸食，减少食物与其口腔黏膜的接触。

○ **多进食水果。** 可以选择一些果肉较软或者多汁的水果给宝宝吃，因为宝宝可能会有口腔溃疡，进食大块或坚硬的水果还是比较困难的，也可以将水果榨成果汁给宝宝喝。要注意将水果洗净、削皮。可以选择含维生素C较多的水果，含水量高的水果也可以多给宝宝吃，如橘子、西瓜、水蜜桃等。

# ✗ 苦瓜胡萝卜粥

| 材料 |

水发大米 140 克，苦瓜 45 克，胡萝卜 60 克

| 做法 |

1. 将洗净去皮的胡萝卜切成片，再切成条，然后改切成粒。
2. 将洗好的苦瓜切开，去瓤，再切成条，然后改切成丁。
3. 往砂锅中注入适量清水烧开，倒入备好的大米、苦瓜、胡萝卜，搅拌均匀；盖上锅盖，烧开后用小火煮约 40 分钟至食材熟软。
4. 揭开锅盖，搅拌一会儿，盛出煮好的粥即可。

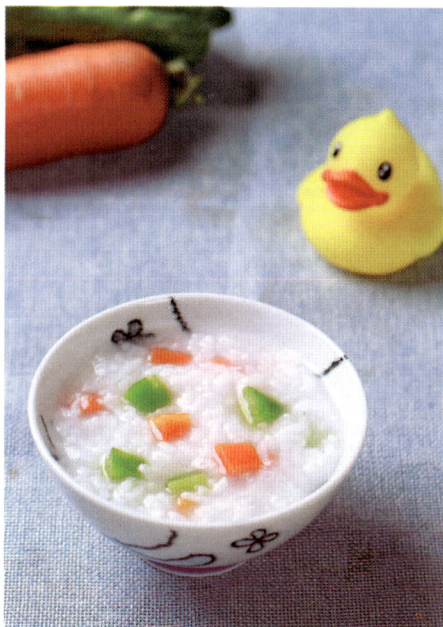

扫一扫二维码
跟视频做美食

# 十八 流行性腮腺炎

流行性腮腺炎是发生在腮腺的炎症，为小儿常见的呼吸道传染疾病，多见于2岁以上小儿，中医又称为"痄腮"。这种病是由腮腺炎病毒引起的急性、全身性感染，以腮腺肿痛为主要特征，也可危及其他唾液腺。此病多发生于冬、春两季。

## 流行性腮腺炎的症状

小儿患有流行性腮腺炎后常会出现较为明显的症状，严重的还可引起其他疾病，父母应注意观察小儿的身体变化，一旦病情严重，应及时带他就医。

○ 小儿患有流行性腮腺炎后会出现发热、头痛、咽喉不适、全身无力、喜欢哭闹、食欲下降等表现。

○ 小儿患病1～2天后，有一侧或双侧以耳垂为中心的腮部肿大，有75%的小儿会双侧肿胀，肿胀部位如梨状。较重的患儿腮腺周围组织高度水肿，可使容貌变形，会造成张口困难，进食时有疼痛感。小儿患病2～3天后症状会更加严重，体温可达39～40℃。

○ 腮部会有肿大现象，造成局部皮肤紧张、发亮，但不发红，有轻微的触痛。小儿说话、咀嚼尤其吃酸性食物时会刺激唾液分泌，导致疼痛加剧。一般4～5天后肿胀会逐渐消退。

○ 小儿常常会有嗓子发红并伴有疼痛的感觉，颌下腺和舌下腺也会肿大，出现吞咽困难；上颌第二臼齿旁颊部黏膜上，可看到肿大的腮腺管口，无脓性分泌物排出。小儿一般需要1～2周才可痊愈。

○ 少数严重患儿可引起脑膜炎、胰腺炎，男宝宝可引起睾丸炎，女宝宝则可引起卵巢炎。引起脑膜炎后可出现高热、头痛、呕吐、嗜睡，以及抽风和昏迷等症状；引起胰腺炎后可出现剧烈上腹痛、呕吐症状。男宝宝患有睾丸炎后可见一侧睾丸肿痛，痊愈后可能会使该侧睾丸萎缩。

## 疾病的防治措施

小儿腮腺炎是可以预防的，父母只要提前做好功课，在疾病高发的季节让宝宝多加小心，就可以避免发病。宝宝出现轻微病症后，父母也应该在医生的指导下给宝宝服药，避免病情加重。

○ 如果患有此疾病的宝宝在上学，应该尽早将其隔离一段时间，直到他消肿、能正常进食后再回学校，避免病毒在人群中传播。

○ 没有患过流行性腮腺炎的宝宝，在疾病流行期间应少去公共场所，避免与腮腺炎患儿接触。如果不小心接触了患者，应隔离观察一段时间，父母在此期间要密切观察宝宝有无发热、腮腺肿大及疼痛等表现。

○ 在流行性腮腺炎高发的季节，宝宝要注意口腔卫生，饭后及睡觉前可用淡盐水漱口或刷牙，以清除口腔尤其是牙齿上的食物残渣，防止继发细菌感染。

○ 在疾病高发的时候，有宝宝的家庭还应注意，室内要多通风换气，保持空气流通和新鲜。当周围有宝宝患有此病时，父母也可在询问医生后用板蓝根或金银花等煎水给自家宝宝服用，可起到一定的预防作用。

○ 在宝宝出生后18~24个月时，按照医疗机构要求及时给他进行减毒腮腺炎活疫苗或麻疹、风疹、腮腺炎三联疫苗接种，可有效预防本病的发生。

宝宝患流行性腮腺炎后，抗生素并无治疗效果，可采用中药对宝宝进行治疗。在医生的指导下，根据病症用药以达到散热解表、清热解毒的目的。宝宝患病后，父母还应密切观察病情的变化，以便及时发现并发症。父母在护理过程中，如果发现宝宝有腮腺肿胀更加严重、体温持续不退、心率加快等现象，应该立即将其送往医院治疗。

## 生活照护细则

对于发热39℃以上的宝宝，可采用头部冷敷、温水擦浴、酒精擦浴的方法退热。在腮腺肿胀的早期，也可将冷毛巾敷于肿胀处，使局部血管收缩，以达到减轻肿胀和疼痛的目的。

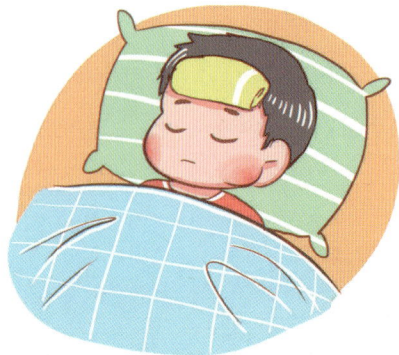

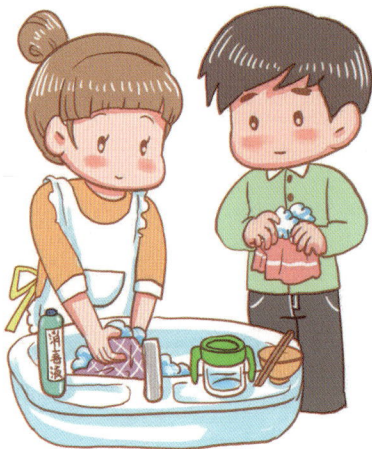

患病宝宝用过的餐具、脸盆、毛巾等要进行消毒，每天需用开水烫1～2次；宝宝的衣服、被褥等物品，在其生病期间要拿到室外暴晒。

宝宝患病期间由于腮腺管口肿大，食物残渣易存留于口腔，使细菌滋生，加重病情，因此要做好宝宝口腔护理，宝宝每次进餐后都应该让他用温盐水漱口。

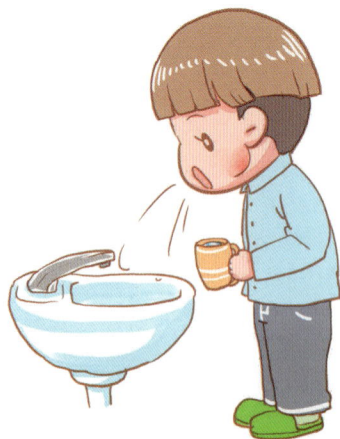

## 🍼 饮食调理要点

○ **饮食要清淡、易消化**。宝宝常因张嘴和咀嚼食物而疼痛加剧，为了减轻疼痛，宝宝不宜吃干硬的食物，而应吃富有营养又容易消化的流食、半流食或软食，如绿豆粥、绿豆汤或大米粥、菜粥等。宝宝还要多喝水，利于退热和促进毒素的排出。

○ **忌吃刺激性食品**。宝宝不宜吃酸、辣、甜味过重的食物，如辣椒、油炸食品等，尤其是酸性食物，易使腮腺分泌增加，刺激已红肿的腮腺管口，使疼痛加剧。

○ **忌吃发物**。宝宝应避免食用牛肉、羊肉、海鲜等生发食物，以免好转的病情复发。

○ **忌食冷饮**。宝宝患病期间消化能力会减弱，喝冷饮或吃冰激凌、雪糕等会加重肠胃不适，影响消化，不利于身体康复。

## 🍴 牛奶粥

| 材料 |

牛奶 400 毫升，水发大米 250 克

| 做法 |

1. 往砂锅中注入适量清水，用大火烧热。
2. 倒入牛奶、大米，搅拌均匀。
3. 盖上锅盖，用大火烧开后转小火煮 30 分钟至熟软。
4. 掀开锅盖，持续搅拌片刻。
5. 将粥盛出，装入碗中即可。

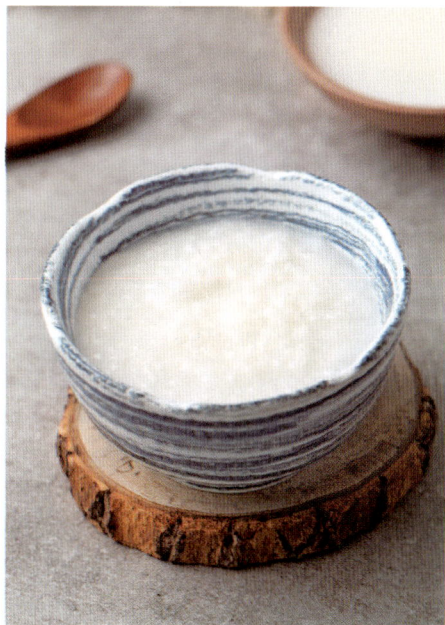

扫一扫二维码
跟视频做美食

# 十九　肝炎

肝炎是一种发生于肝脏的炎症，对于儿童来说，这种疾病基本上是由众多肝炎病毒中的一种引起的。某些宝宝在患了肝炎后可能不会出现任何症状，而另一些宝宝则有可能出现发热、黄疸、食欲下降、恶心和呕吐等症状。

## 肝炎的主要类型

根据肝炎病毒种类的不同，肝炎至少可分为6种。最常见的肝炎包括以下3种：甲肝，是由甲型肝炎病毒引起的，以肝脏炎性病变为主的传染病；乙肝，是由乙型肝炎病毒引起的，以肝脏炎性病变为主，并可以引起各器官损害的传染病；丙肝，是一种由丙型肝炎病毒引起的慢性肝炎。

### 甲肝

儿童，特别是生活在低收入家庭中的儿童，发生甲肝的可能性稍大。然而，因为这些患儿通常没有症状表现，所以这种疾病很难被识别出来。

甲肝可以通过污染的食物和水源，在人与人之间直接传播。一般来说，人类的粪便中就可能含有这种病毒，所以在托儿所或幼儿园里，这种疾病的传播往往是由感染的宝宝上完厕所后没有洗手，或护理人员给感染的宝宝换了尿布后没有洗手引起的。喝了被甲肝病毒污染的水，或者吃了被病毒污染水域的生鱼类和贝类，都是高危行为。感染了甲肝病毒的宝宝在发病前有2~6周的潜伏期，这个阶段其体内的病毒可以传播，而身体却没有任何症状。一般在发病后1个月内，宝宝就会逐渐好转。目前，随着甲肝疫苗的广泛接种，本病的流行已得到有效控制。

### 乙肝

乙肝常常通过体液传播。目前，对于青少年和母亲已经感染了该病毒的婴儿来说，乙肝是感染率最高的一种肝炎。当一个孕妇患了急性或慢性乙肝，她就有可能在分娩的时候将这种病毒传染给新生儿。因此，所有孕妇都应该检查是否存在乙肝病毒感染。另外，一些宝宝也有可能在日常生活中，通过非性接触而发生人与人之间的传播。

## 丙肝

过去，丙肝一般是在输血时传播的。通过用更新、更敏感的测试办法筛选献血者，被丙肝病毒污染了的血液很容易被检查出来，并被销毁。另外，丙肝病毒也有可能通过污染的针头传播到静脉注射的吸毒者身上。不过，随着灭菌一次性针头的普及，以及对血液和血液制品的筛查越来越严格，乙肝和丙肝病毒在医院的传播风险已经大大降低了。

丙肝病毒感染一般较少引起临床症状，或仅仅引起轻微的症状，如身体疲惫和黄疸。然而，在大多数病例里，这种感染有可能迁延成为慢性感染，并发展为严重的肝脏疾病，甚至导致肝衰竭、肝癌，乃至死亡。

## 肝炎的症状和体征

宝宝可能在没有任何人注意到的情况下患上肝炎，因为大多数感染肝炎的宝宝几乎没有任何症状。小部分患病的宝宝最多出现几天萎靡不振或疲乏的症状。其他患儿有可能在出现黄疸（巩膜黄染即眼睛的白色区域发黄，以及体表皮肤出现肉眼可见的黄色）后发热。黄疸是由肝脏炎症导致血液中胆红素（一种人体产生的黄色色素）异常增多引起的。

乙肝患儿除了黄疸之外，还可能出现食欲下降、恶心、呕吐、腹痛及精神萎靡等症状，但一般很少发热。患有丙肝的宝宝并不总是表现出症状。

如果你怀疑宝宝出现了黄疸，请通知儿科医生。他会为宝宝做一个抽血化验，看看问题是由肝炎还是其他疾病引起的。任何时候，只要宝宝出现呕吐和（或）腹痛超过几个小时，或者食欲下降、恶心、精神萎靡症状持续超过了几天，或者出现黄疸，就应该及时就医，以尽早查清原因，做到早发现、早治疗。

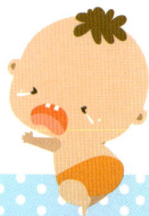

## 生活照护细则

急性期患儿应住院隔离，自发病日算起最少30天。慢性期患儿（包括乙肝表面抗原携带者）也应注意隔离，并应加强个人卫生，比如食具、药杯、毛巾、牙刷、便器等应与正常人分开使用，防止交叉感染。同时对患儿用过的器具，包括排泄物，都应采取不同方法进行消毒。

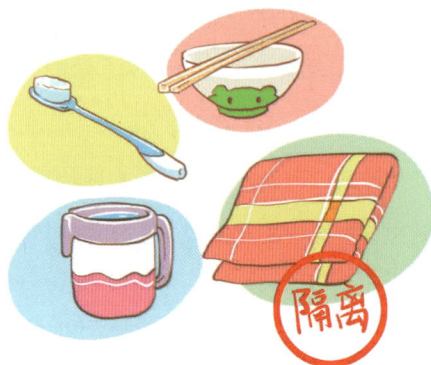

隔离

肝炎早期患儿应卧床休息，1～2周后若症状明显改善、肝功能好转，可每日活动1～2小时，避免过度疲劳。当症状完全消失、肝功能检查正常后，再观察1～2个月，然后可逐渐恢复学习等活动，但仍应定期随访1～2年。

宝宝患了肝炎，家长不仅要在生活上对其加倍关心，在心理上也应给予疏导。因为肝炎患儿心情舒畅、生活有规律，有利于身体的恢复，所以家长应帮助宝宝消除恐惧心理，配合医生进行治疗。

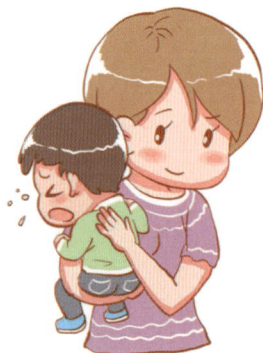

## 饮食调理要点

○ **保持饮食清淡。**宝宝患肝炎后，家长应调整宝宝的饮食习惯。膳食宜清淡，以植物性食物为主、动物性食物为辅，热能来源按中国人的特点仍以粮食为主。宝宝应少吃花生米或高蛋白的火锅类食物。

○ **荤素搭配，营养均衡。**动物性食物比植物性食物富含钙、磷，容易被人体吸收。鱼、肝、蛋类含有素食中缺少的维生素A和维生素D；而素食中的维生素C和胡萝卜素则是荤食中常缺乏的。此外，素食中的粗纤维素很丰富，可促进肠蠕动，因此，只吃荤食很容易造成习惯性便秘。总之，肝炎患儿更应注意荤素搭配，才有利于身体康复。

○ **少吃油腻煎炸食物。**宝宝患肝炎后，应少吃油腻的煎炸类食物。

# 鸡蛋挂面汤

| 材料 |

挂面 100 克，菠菜 70 克，西红柿 75 克，鸡蛋 1 个，葱段少许

| 调料 |

盐 2 克，鸡粉 1 克，生抽 5 毫升，食用油适量

| 做法 |

1 将菠菜切成段，将西红柿切成丁。

2 用油起锅，放入葱段、西红柿，炒匀；加入生抽、清水，煮沸；放入挂面，煮至微软。

3 加入盐、鸡粉、菠菜，煮至变软，盛出汤面，装碗待用。

4 用油另起锅，煎鸡蛋至微焦；关火后盛出煎鸡蛋，放入汤面即可。

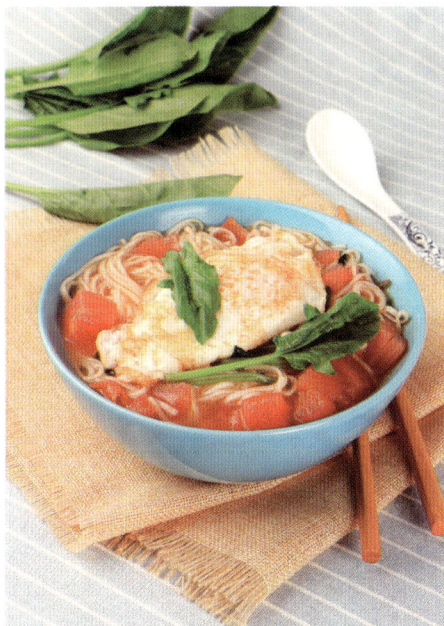

扫一扫二维码
跟视频做美食

# 二十 麻疹

麻疹是小儿常见的急性呼吸道传染病之一，引起此病的致病微生物是麻疹病毒，多见于6个月至5岁的小儿。麻疹病毒存在于患儿的眼睛、鼻腔分泌物、血液和大小便中，传染性很强，主要通过呼吸道分泌物传播。

## 麻疹的分期

### 潜伏期

麻疹病毒侵入人体后会有一段时间的潜伏期，多为10~11天，根据身体状况也有潜伏6天或21天的。

### 出疹前期

患儿症状类似感冒，表现为发热、流泪、怕光、流涕、咳嗽等，眼睑会有水肿，下眼睑会有一条很明显的充血横线，流鼻涕比普通感冒要严重，随后会出现咳嗽加重、眼结膜出血等症状。

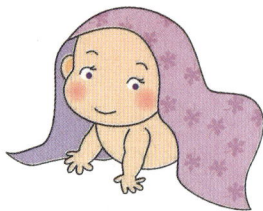

### 出疹期

麻疹的疹型一般为红色的小丘疹，偶尔出现小疱疹或者小出血点。出现的疹子会高出皮肤，开始见于小儿的耳后、前额、颈部，再到胸部、背部、四肢，随后蔓延至全身，一般要等手足心和鼻头出疹后才算是出透了，这个过程大概需要3天时间。出疹期间患儿所有不适症状都会加重，疹子达到高峰时，体温最高可达到40℃，小儿的食欲会下降。

### 恢复期

疹子出透后，会慢慢消退，患儿体温也随之下降，如果没有并发症，小儿的食欲和精神状态都将恢复正常。疹子退掉后，患儿皮肤有类似于糠麸的皮屑，还有棕色色素的沉积，一般7~10天后可痊愈。

## 疾病的防治措施

麻疹病毒至今尚未发现特异性治疗药物，因此治疗的重点是加强对患儿的护理。为了避免小儿患病后的痛苦，预防是关键。

○ 易感染者都应该接种麻疹减毒活疫苗。我国规定小儿在8个月大时第一次接种疫苗，18~24个月时加强一次，这是预防麻疹较为有效的方法。易感染者接触麻疹病人后2日内如果应急接种麻疹疫苗，可降低发病的概率，发病后病情也较轻。体弱的小儿在接触麻疹病人后，5天内进行被动免疫可避免发病，5~9天内进行被动免疫，发病后可减轻病情。

○ 小儿患病后应进行隔离，一般时间为5天，有并发症的患儿应延长至10天。接触过患儿的人应检疫3周，可根据身体情况进行主动免疫或被动免疫。在病情高发的时期，易感小儿不宜到人多的地方去。

○ 医护人员、患儿父母在治疗或护理患儿后，应将双手清洗干净，并更换外衣或在空气流通处停留20分钟再接触他人。

○ 如果小儿在出疹期，疹子没有顺利出来，颜色没有呈红色，而是表现出暗淡且稀疏的样子，或者出现红色后马上又消失了，可能是病情加重了，父母应该及时带他去医院治疗。

○ 小儿患麻疹后首先会出现发热症状，与感冒症状相似，有些家长以为捂出汗就可退热。在没有搞清病因前，不可对患儿保温过度，以免导致其大量出汗，这种做法可能会引发小儿肺炎等并发症。将小儿裹得太厚，不利于散热，出汗太多会导致疹子出过头。

○ 小儿发热时，也不可随意给他服用退热药，应注意观察小儿体温的变化。当小儿确定为麻疹后，体温达到38℃时，才能在医生的指导下吃退热药，以免加重病情。

## 生活照护细则

出疹期间应保证宝宝床单的干燥和洁净，在保证室内温度的前提下，每天用温水擦拭宝宝身体，但不可使用肥皂。如果宝宝出现腹泻的症状，还要保持其臀部的清洁。

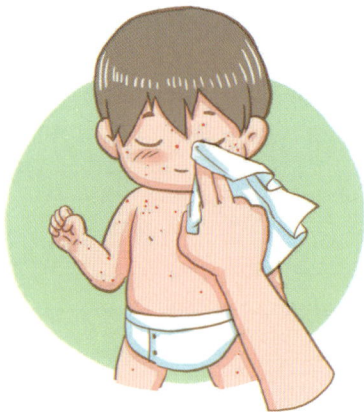

患病期间，应常用生理盐水清洗宝宝双眼，可先将柔软的毛巾用生理盐水浸湿后拧干，再用毛巾一角包住食指，然后由内往外擦拭其眼角的分泌物。清洗完后可滴入抗生素眼液或眼膏，预防干眼病。

可用白开水或生理盐水浸湿小儿专用消毒棉签，给宝宝清理鼻腔内的分泌物。可让宝宝翻身或通过拍背帮助他排出痰，保证其呼吸道的通畅。

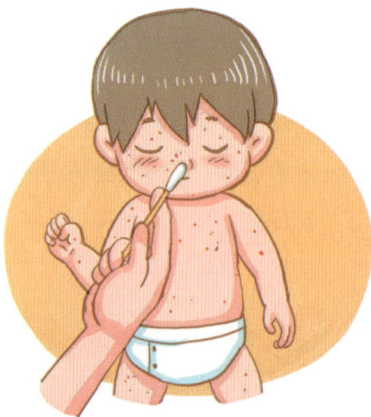

## 饮食调理要点

○ **坚持少食多餐。** 可以经常更换食物，改善宝宝胃口，并且坚持少食多餐的原则，这样有利于食物消化，加强宝宝对营养的吸收。

○ **选择易消化的流质食物。** 麻疹患儿发热期间应以流质食物为主，也可适当吃半流质食物，如牛奶、豆浆、蒸蛋等，这样的食物更容易被消化吸收。宝宝在恢复期也可适当摄入高蛋白、高维生素的食物。

○ **注意水分的补充。** 应为宝宝补充足量的水分，让宝宝在出疹期间多喝开水或者热汤，这样有利于身体排毒、退热、透疹等。

○ **忌油腻、生冷食物。** 油腻、生冷的食物难以消化，会加重宝宝身体的不适。

# 花生豆浆

**材料**

水发黄豆 100 克，水发花生米 80 克

**做法**

1 取准备好的豆浆机，倒入浸泡好的花生米和黄豆。

2 注入适量清水，至水位线即可。

3 盖上豆浆机机头，选择"五谷"程序，再按下"开始"键，待其运转约 15 分钟。

4 断电后取下机头，倒出打好的豆浆，装入碗中即可。

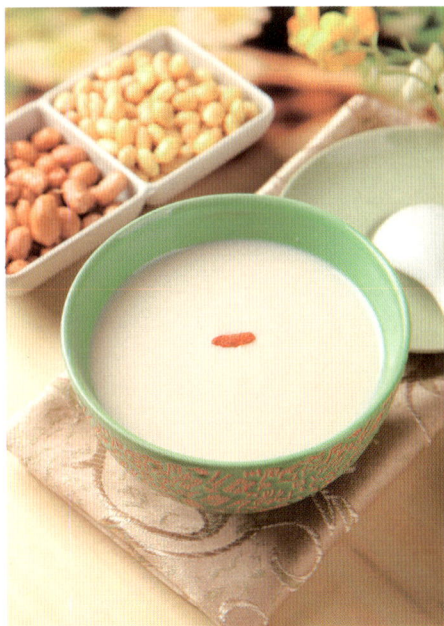

扫一扫二维码
跟视频做美食

# 二十一　湿疹

小儿湿疹是一种变态反应性皮肤病，也就是过敏性皮肤病，是2岁以内小儿常见疾病，2~3个月的婴儿最为严重。牛奶、母乳、鸡蛋等食物，以及紫外线、人造纤维、生活环境变化等都可诱发小儿湿疹。此外，小儿湿疹也可能是一种由遗传因素引起的皮肤病，父母小时候患有此症，小儿更容易患病。

## 小儿湿疹的症状

宝宝的皮肤十分娇嫩，轻微的刺激就会导致皮肤患病。宝宝在不同的季节、不同的年龄段、不同的身体部位患有湿疹，出现的症状都会有差别，父母可以根据不同的症状进行治疗和护理。

### ○ 脂溢型

多见于3个月以内的宝宝。患有湿疹后宝宝前额、颊部、眉间皮肤潮红，覆有黄色油腻的痂，头顶有厚厚的黄浆液性痂。之后宝宝颏下、后颈、腋下、腹股沟可能会出现擦烂、潮红及渗出现象。

### ○ 渗出型

多见于3~6个月大的宝宝。出现湿疹后宝宝两颊可见米粒大小的红色丘疹，呈对称性分布，伴有小水疱及红斑，连成片状，有破溃、渗出、结痂的现象。宝宝患有此类型的湿疹后应及时治疗，以免扩散至全身或引起继发感染。

### ○ 干燥型

多见于6个月至1岁的宝宝。宝宝患病后表现为面部、四肢、躯干外侧出现斑片状密集的小丘疹、红肿，以及硬性糠皮样脱屑及鳞屑结痂，无渗出。

小儿不论患的是哪一种湿疹，出现症状后，都会感觉特别痒，小宝宝喜欢往妈妈身体上摩擦来止痒，容易把小水疱擦破，出现大片潮红湿润的糜烂。渗液如果很多，会浸透宝宝的衣服和被子，干燥后易形成痂皮，进而继发成化脓性感染，引起附近淋巴结肿大。

## 治疗注意事项

　　如果宝宝只是患有轻微的湿疹，有点变红、脱皮和出现几个小的丘疹，一般可以不用去医院治疗，父母只需加强生活护理，并调整宝宝的生活环境即可。平时要注意天气和室内温度的变化，不能给宝宝穿太多，以免宝宝感到太热。如果宝宝湿疹很严重，出现大片红斑，有脱屑、渗出现象，并有蔓延趋势，就应该带他到医院就诊。在治疗时要注意以下事项：

　　○ 尽量找出导致宝宝过敏的原因，观察宝宝是不是食物过敏，如果是，应调整宝宝饮食。如果是紫外线过敏，则应该避免宝宝长时间接受阳光照射。父母还应改善宝宝的生活环境，要保持洁净、干燥。

　　○ 小儿湿疹的治疗应在皮肤科医生的指导下进行，父母切不可滥用抗生素，不要随便使用单方、偏方，以免引起宝宝皮肤损害或感染。含皮质激素的药物外擦对于湿疹有一定的治疗效果，尤其是对于轻微的湿疹或小范围湿疹；但对于身体大面积患湿疹或反复发作的湿疹，如果频繁使用这类药物，会产生全身或局部皮肤的副作用。父母应慎重选择任何含激素类的药物，最好别用。

　　○ 宝宝皮肤很娇嫩，抵抗力较差，患有湿疹后要保持局部清洁，避免感染。另外，对于病情不太严重的宝宝，只需局部用药。更换新药前，一定要将之前所用药物清洗干净，可先在小块湿疹处涂擦，观察效果后，再决定是否在其他患处使用。

　　○ 宝宝在湿疹发病期间不要接种卡介苗或其他疫苗，还要避免接触单纯性疱疹患者，以免发生疱疹性湿疹。

　　○ 湿疹很顽固，经常会持续几个月，父母对宝宝的治疗、护理要有耐心。湿疹经治疗后通常都会好转，但容易复发，不过不用担心，哺乳期的宝宝断奶后一般会逐渐康复。

## 生活照护细则

很多宝宝对紫外线过敏，而且患有湿疹的宝宝长时间晒太阳容易引起脱皮结痂，所以父母带宝宝外出时，不要让太阳直接照射宝宝有湿疹的部位，否则会加重瘙痒感。

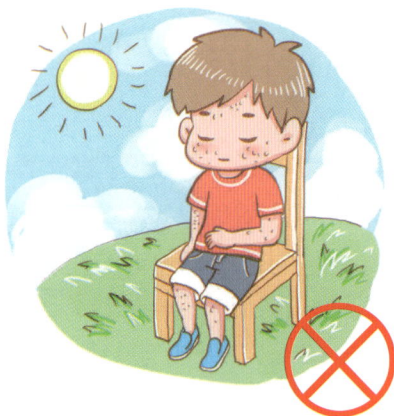

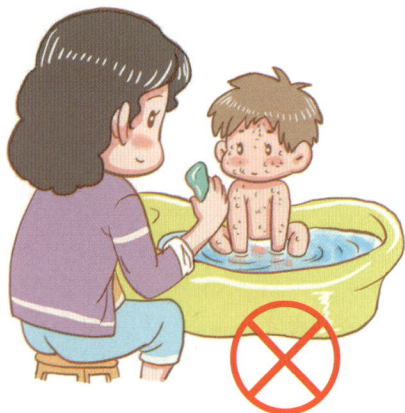

宝宝患湿疹后勿用过热的水洗澡，也不可使用香皂沐浴，可改用专为宝宝设计的沐浴露，因为使用肥皂会刺激宝宝皮肤，加重病情。

妈妈给宝宝沐浴后，可以在其出疹部位涂上宝宝专用的润肤霜。宝宝患病处结痂时，可用植物油轻轻涂擦。

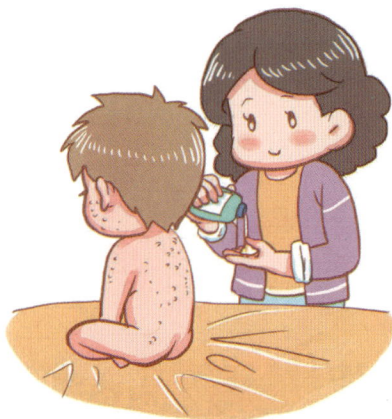

## 饮食调理要点

○ **多吃清热利湿的食物。** 中医认为湿疹为风湿热客于肌肤而成，患病宝宝饮食当以清热利湿为主，可多进食薏米、绿豆等食物。

○ **避免过量喂食。** 过量喂食会导致宝宝肥胖，肥胖的宝宝患湿疹的可能性要大得多；过量喂食还会引起宝宝消化不良，加重湿疹。

○ **忌吃过敏性食物。** 有些宝宝容易对牛奶、鸡蛋等动物蛋白，以及鱼、虾、蟹等食物过敏，因此应避免吃这些可导致过敏的食物，也不可吃辛辣、油炸等食物。如果是母乳喂养，妈妈吃某些食物后，宝宝湿疹加重，就说明宝宝对这些食物过敏，妈妈应避免吃这类食物。对母乳过敏的宝宝，应暂停母乳喂养，改用配方奶喂养。

# 🍴 马齿苋薏米绿豆汤

**| 材料 |**

马齿苋 40 克，水发绿豆 75 克，水发薏米 50 克

**| 调料 |**

冰糖 35 克

**| 做法 |**

1  将洗净的马齿苋切成段，备用。

2  往砂锅中注入适量清水烧热，倒入备好的薏米、绿豆，拌匀，盖上盖，烧开后用小火煮约 30 分钟。

3  揭盖，倒入马齿苋，拌匀，盖上盖，用中火煮约 5 分钟。

4  揭盖，倒入冰糖，拌匀，煮至溶化。

5  关火后将煮好的汤料盛出即可。

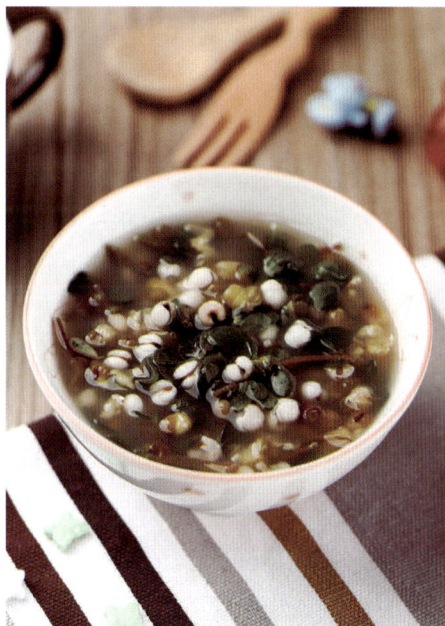

扫一扫二维码
跟视频做美食

## 二十二 特应性皮炎

特应性皮炎也称遗传过敏性皮炎，是一种皮肤疾病，会反复发作，可以发生于任何年龄段，发病后持续时间长，可长达 2 ～ 3 年。初次发作多在婴幼儿时期，婴幼儿的发病率大约是 3% ～ 5%，1 ～ 5 岁患儿约占患者总人数的 30%。患儿往往合并有呼吸道过敏疾病，包括哮喘、过敏性鼻炎。特应性皮炎、哮喘、过敏性鼻炎这三种疾病，往往是小儿患有其中一种，也很可能会患上另外两种。特应性皮炎好发于四肢的伸展侧、耳朵、颈部，患处如果被抓破皮，时间久后会出现苔藓化、脱屑等现象。

### 疾病原因与特征

特应性皮炎的发病原因多与遗传和环境因素有关。一般而言，有遗传性过敏体质的小儿更容易患病，70% 的患儿家族中有过敏性皮炎、哮喘、过敏性鼻炎等遗传过敏史。没有家族遗传史的小儿，在受到污染或过敏原刺激时，也可能患上特应性皮炎。食物过敏和通过呼吸道吸入的各种物质，如灰尘、花粉、动物毛及皮屑等都可引起此疾病。此外，季节气候变化、环境变化、精神紧张、出汗等均易使病情加剧。

小儿患病后突出的特征是皮肤患病处十分瘙痒，通常还出现大片干燥红斑、丘疹，并伴有继发性小水疱性、渗出性及结痂性病灶。发病后，小儿会因为瘙痒抓挠患处，搔抓后会出疹子，出疹子又会加重瘙痒，形成恶性循环，不易痊愈。患儿常因病症的刺激而躁动不安、难以入睡。约 50% 的患儿可于 2 岁前痊愈，其余的则会延续至儿童期。小儿患病后应该及早治疗，以免耽误病情，使疾病难以治愈。

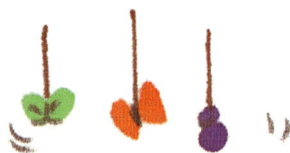

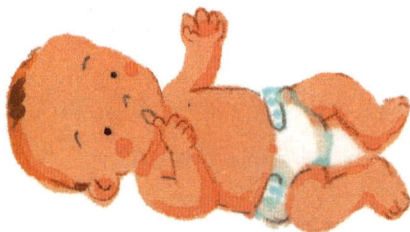

# 疾病的防治措施

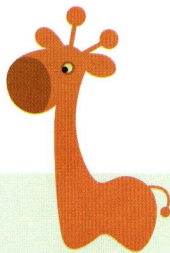

○ 母乳含有丰富的免疫物质，可为宝宝提供被动性的免疫力，也可以主动性地刺激宝宝的防御系统。对于有过敏性疾病家族史的宝宝，妈妈应该坚持纯母乳喂养，以提高宝宝免疫力，降低特应性皮炎的发病率。

○ 当宝宝出现以下现象时，应及时带他去医院检查是否患有特应性皮炎：皮肤比其他宝宝干燥，经常哭闹，皮肤上经常出现红色疹子，经常搓揉眼睛和流鼻涕，打喷嚏的次数比一般宝宝多，眼睛总是红红的。

○ 应避免让宝宝皮肤直接接触粗纤维材质的衣物，如羊毛、尼龙、牛仔布等，应给宝宝穿着棉质的衣服。宝宝的穿着要宽松，避免衣服摩擦皮肤。家具装饰等也不要含有刺激皮肤的物质。

○ 起居室内湿度不要太高，宜保持在25～28℃；夏天不要给宝宝穿太多衣服，因为流汗会产生痒感；冬天要注意保湿，洗澡后立刻给宝宝涂抹保湿性强的乳液或乳霜，所有保养乳液、乳霜，都不能含有香料和酒精。

○ 宝宝生活的环境应保持清洁，减少灰尘，让宝宝远离过敏原。平时要让宝宝远离毛绒玩具、二手烟，家中不要铺地毯。宝宝还要避免和毛发、皮屑、动物排泄物接触，这类物体中有大量刺激性物质和病原体，更容易引发过敏反应。清洗宝宝衣物时，使用的洗衣粉、清洁剂等也不可含有可伤害宝宝皮肤的化学成分，以免衣物上的残留物加重病症。

○ 父母应该对宝宝有耐心，多关心他，让宝宝在没有压力的环境中成长，有利于病情的好转。如果责骂宝宝，会增加他的情绪压力，导致其内分泌失调，也可使宝宝因紧张而抓挠皮肤。宝宝情绪好，还可减少疾病的发作次数。

## 🍼 生活照护细则

患病宝宝出汗后应避免过度清洗，不宜用肥皂或消毒药水清洗。宝宝沐浴的水温不宜过高，以38℃左右为宜，沐浴时间不宜过长，以免引起角质层的破坏，进一步对皮肤造成刺激。

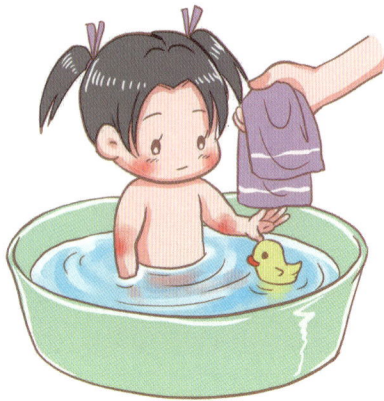

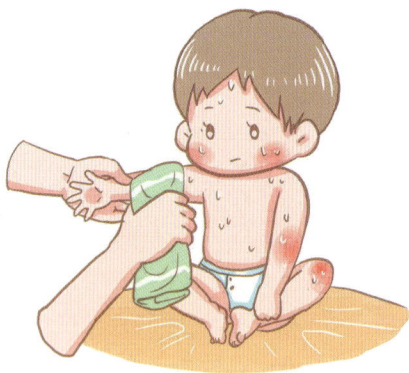

夏天随时以干毛巾按压吸干宝宝皮肤上的汗水，不要用力擦拭。宝宝衣服有一点儿汗湿，就要立刻换掉，避免细菌滋生和刺激皮肤，加重病情。

妈妈应该经常为患病宝宝修剪指甲，避免宝宝在抓挠时抓破皮肤，造成严重损伤。

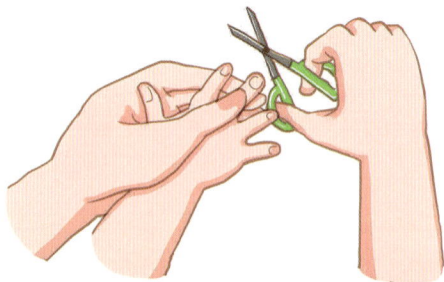

## 饮食调理要点

○ **忌吃过敏性食物。** 某些食物会使皮肤瘙痒的感觉较为明显，如禽蛋、海鲜、坚果等高蛋白食物，油炸类食物，压缩加工食品等。这些食物都可能含有致敏因子，被身体吸收之后，进入血液循环，造成过敏反应。在未查清过敏原之前，应避免让患病宝宝食用这类食物。

○ **忌食易引起腹泻、便秘的食物。** 喂养不当易造成宝宝便秘或腹泻，减弱身体抵抗力。父母应为宝宝准备对胃肠功能有益的食物，如果宝宝因食物造成便秘，可以适当为宝宝补充水分。

○ **多吃新鲜蔬果。** 可以让宝宝多食用富含维生素、矿物质的新鲜水果和蔬菜，根据宝宝自身营养状况选用果蔬，为其身体补充营养，提高抗病能力。

# 葡萄蓝莓甜橙酸奶

### 材料

葡萄 6 颗，蓝莓 10 颗，橙子 2 片，自制酸奶 1 碗

### 做法

1 将洗净的葡萄对半切开。
2 将洗净的蓝莓对半切开。
3 将去皮的橙子切成小块。
4 将自制酸奶与部分水果混合拌匀，撒上剩余的水果即可。

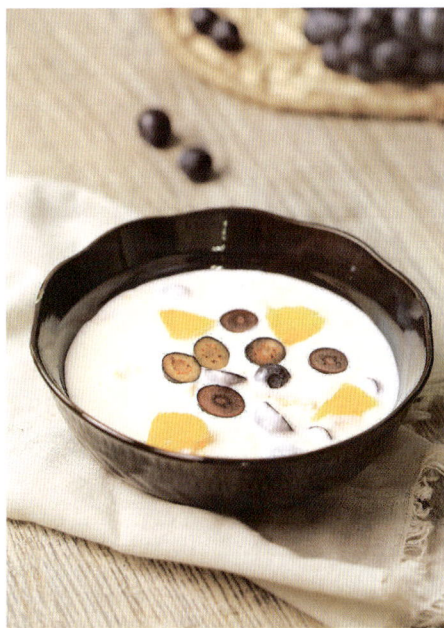

扫一扫二维码
跟视频做美食

# 二十三 过敏性鼻炎

小儿过敏性鼻炎是变态反应性鼻炎的简称，为小儿极为常见的一种慢性鼻黏膜充血的疾病，症状与感冒相似，主要表现为鼻痒、打喷嚏、流涕、鼻塞等，并伴有眼睛红肿、瘙痒流泪、听力减退、耳闷等症状。患病后鼻塞严重，需要用嘴呼吸，有些患儿还会伴有头昏、耳闷、头痛等。2～6岁的小儿是过敏性鼻炎的高发年龄，严重的患儿还会出现过敏性咳嗽和哮喘。

患儿如果没有得到及时治疗，等病情发展到一定程度，就会引发很多并发症，如鼻窦炎、中耳炎、支气管哮喘等。不管是何种原因引起的过敏性鼻炎，都会影响到小儿的睡眠，并导致小儿的生物钟紊乱，引起小儿哭闹。鼻炎发作后，必须经常用口呼吸，可能会造成小儿上颌骨发育不良，使颧骨变小，影响面容。

## 过敏性鼻炎的病因和类型

过敏性鼻炎的患病原因有多种，有家族疾病史者往往患病的可能忙更高。患有哮喘的父母，孩子患过敏性鼻炎的可能性也更大。天生对某些物质过敏，也是小儿过敏性鼻炎的一种类型。按照病因和发作时间的不同，可以将过敏性鼻炎分为以下两种类型。

### 常年过敏性鼻炎

这种类型的过敏性鼻炎在一年中的任何时候都可能发作，一般以清晨起床时症状较为明显。很多物品都可引起过敏，比如粉尘、烟尘、植物、花粉、动物标本等。患病后还不会表达的小宝宝经常会出现揉鼻子、做鬼脸、故意睁大眼睛等小动作，家长要注意观察。

### 季节性过敏性鼻炎

此种类型的鼻炎在晚春至初秋时期，以及夏秋季节交替时发作较为频繁，症状比常年过敏性鼻炎更严重。主要由风媒授粉植物引起，其中包括木本植物、草本植物、水生植物等。

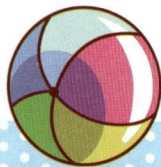

## 疾病的防治措施

过敏性鼻炎的危害较大，又是小儿多发疾病，家长应提前采取预防措施；小儿患病后，家长也要密切关注其身体变化，正确用药和护理。

○ 小儿患病后，如果鼻窦区非常疼痛，鼻腔分泌物24小时后变成黄色的黏稠物，身体非常疲倦，影响日常活动，家长应尽快带其就医。

○ 小儿患病后，家长应尽量找出过敏原，避免小儿与过敏原接触。如果无法避免接触，在确定过敏原后可在医生的指导下尝试进行脱敏治疗。

○ 平时要让小儿多锻炼，提高身体免疫力，并避免长期处于不清洁的环境中。在季节变换的时候，由于温差较大，要注意给小儿添加衣服，加强保暖，减少由于受寒而诱发的过敏性鼻炎。

○ 对常年患有过敏性鼻炎的小儿，父母应经常将房间打扫干净，最好能每天都清扫，可使用吸尘器，一些容易被忽略的角落尤其要注意。家具和玩具也要保持洁净，避免堆积大量灰尘。

○ 患有季节性过敏性鼻炎的小儿，在疾病高发的季节，应减少户外活动；如果必须进行户外活动，要提前做好防护措施。在需要开空调的季节，也要经常更换或清洗空调的过滤网，以免空气中夹带尘埃。小儿的枕头不宜使用合成纤维材质的。

○ 可在医生的指导下，根据小儿的年龄选择适当的药物，并掌握正确的使用方法。

## 生活照护细则

经常轻轻按摩小儿鼻骨的两翼是保持小儿呼吸畅通的有效途径，可有效缓解小儿过敏性鼻炎的症状。

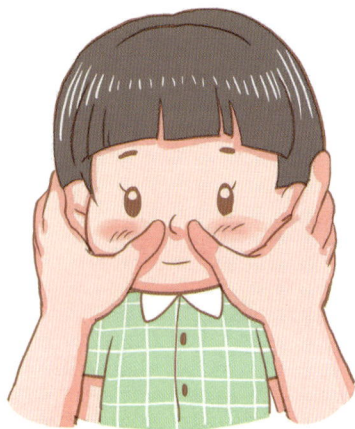

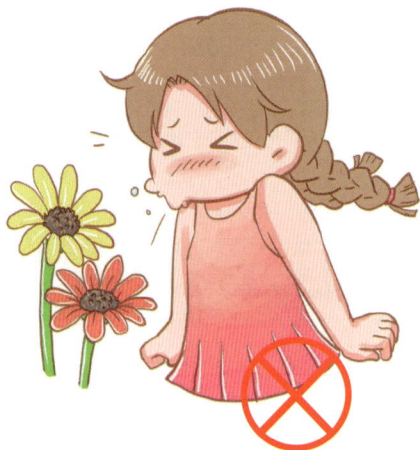

让小儿避免与常见的过敏原接触，平时应与宠物等保持一定的距离。在花粉成熟的季节出门，可给小儿戴上口罩，如果因接触花粉而出现流鼻涕、打喷嚏等症状，应及时就医。

妈妈可以每天用流动的水给小儿洗脸，增强皮肤局部血液循环，改善鼻腔通气。睡觉前可为患儿洗澡、洗头，防止将病原体或致敏原带上床单和枕头，引起过敏。

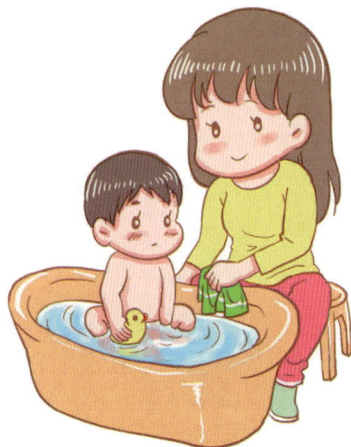

## 🍼 饮食调理要点

○ 多吃富含维生素的食物。很多维生素可以增强身体抵抗力，预防过敏。比如维生素C可有效缓解过敏现象，维生素E可以预防免疫功能衰退等。宝宝可多吃胡萝卜、深绿色蔬菜、燕麦等富含维生素的食物。

○ 忌生冷、辛辣食物。生冷食物会降低宝宝的免疫力，容易引起呼吸道过敏，加重过敏性鼻炎的症状，患儿要避免食用冰激凌、冷饮等。辛辣食物是引起过敏性鼻炎的病因之一，患病后食用还容易刺激呼吸道黏膜，加重病情。

○ 忌吃其他易引发过敏的食物。宝宝应尽量避免食用鱼、虾、蟹等易引起过敏的食物；有些宝宝对鸡蛋和牛奶也容易过敏，要查清这些食物是否为过敏原。

## 🍴 玉米胡萝卜排骨汤

**材料**

排骨 120 克，玉米 30 克，胡萝卜 20 克，姜少许

**调料**

盐少许

**做法**

1. 将胡萝卜去皮、洗净，切成小块。
2. 将玉米洗净，切成小块。
3. 将姜洗净，拍松。
4. 将排骨洗净后剁成块，用开水汆烫。
5. 往砂锅内加适量水，放入排骨块、胡萝卜块、玉米块、姜，煮开后改小火煲 2 小时，加盐调味。
6. 关火后将煮好的汤料盛出即可。

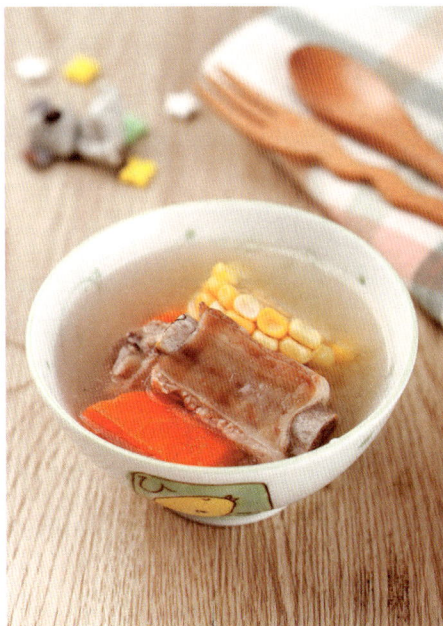

扫一扫二维码
跟视频做美食

# 二十四 中耳炎

小儿中耳炎发病率高，是学龄前小儿发生耳痛的一种常见病因，其中70%～80%是由感冒引起的。小儿的咽鼓管呈水平状，且较宽、直、短，当小儿患上呼吸道感染时，鼻咽部的细菌容易通过咽鼓管侵入中耳，引起急性化脓性中耳炎。小儿反复患急性中耳炎，还可能与免疫功能异常有关系，应去医院的耳鼻咽喉科室确诊。

## 判断中耳炎的方法

小儿患中耳炎后，初期症状并不明显，尤其是对于还不会说话的宝宝来说，往往等到病情恶化，出现鼓膜破裂、流出脓液时才会引起家长的注意。一般出现以下症状时，家长就应该检查小儿是否患有中耳炎：

○ 小儿常常感觉到耳朵跳痛或刺痛，在吃奶吸吮、吞咽或咳嗽时疼痛会加重，不少宝宝患病后会拒绝吃奶。

○ 小儿常出现烦躁不安、喜欢哭闹、不愿入睡、不断摇头、压住耳朵、喜欢揉耳朵等现象。

○ 有些小儿患中耳炎后，耳朵中会流出黄色、白色或者含有血迹的液体。耳内渗出的积液如果留存达3个月，患儿就可能丧失部分听力。

○ 小儿患病后可能会出现一定程度的听力障碍，如果小儿对声音的反应变得迟钝，注意力不集中，就要引起注意。有些小儿能感到耳闷和间歇性耳鸣，这也是本病常见的临床表现，按压耳屏可暂时减轻症状。

○ 急性中耳炎可有畏寒、发热、倦怠及食欲减退等全身症状，小儿常伴有呕吐、腹泻等消化道症状。鼓膜一旦穿孔，体温会逐渐下降，全身症状明显减轻。

○ 慢性中耳炎有时可伴有出血，有臭味。鼓膜松弛部或紧张部穿孔，有时可以观察到鼓室内、外耳道肉芽或胆脂瘤上皮。

## 疾病的防治措施

小儿患中耳炎的主要原因是日常生活护理不当，也有可能是免疫功能缺陷引起的，妈妈在平时要十分注意对宝宝耳朵的护理。

○ 小儿患有呼吸道疾病后容易引起中耳炎，因此要及时和彻底治愈呼吸道疾病。中耳通过咽鼓管与口鼻相连，如果细菌大量进入口鼻，就有可能进入中耳引起中耳炎。平时要让小儿养成讲究卫生的习惯，吃东西前要将双手清洗干净，不要用脏手挖鼻孔。在传染病流行的季节，到公共场所时可以给小儿戴上口罩。

○ 小儿长期鼻炎、鼻窦炎以及腺样体肥大是造成急性中耳炎的重要原因，因此当小儿患有这些病症时，应积极治疗。

○ 小儿感冒后，病原体很容易通过咽鼓管进入中耳，这也是小儿中耳炎的主要病因之一。所以，平时要让小儿多锻炼，增强体质，预防感冒，提高免疫力。

○ 长期接触二手烟中的有害物质，容易导致宝宝口腔和鼻腔黏膜出现炎症而引起中耳炎。小儿不仅可以通过烟雾吸入有害物质，大人吸烟后有害物质会附着在衣服和头发上，如果再去抱宝宝，也容易被宝宝吸入。

○ 小儿的抵抗力差，患中耳炎后要及时治疗，否则可能向周围蔓延，引起乳突炎、耳源性脑脓肿、脑膜炎等严重并发症；或转化为慢性化脓性中耳炎，引起耳朵反复流脓。若病情严重，还会永久性伤害宝宝听力。一般来说，发病后1周内及时治疗，只有5%的患儿听力会受影响；发病3周后还未彻底治疗，约有30%的患儿听力会受影响；出现反复发炎的现象，约有50%的患儿会有听力障碍。

## 生活照护细则

给小儿喂奶时，应注意采取正确的姿势，一般不宜让小儿平躺吃奶，一定要将小儿的上身稍微竖起来一些喂，避免乳汁流入小儿耳道或逆流入小儿鼻咽部，经咽鼓管呛入耳内。喂奶时，还要避免过急，人工喂养时奶嘴上的孔不要太大，防止流入小儿口内的奶太快或太多，引起呛咳，从而使乳汁进入中耳引发感染。

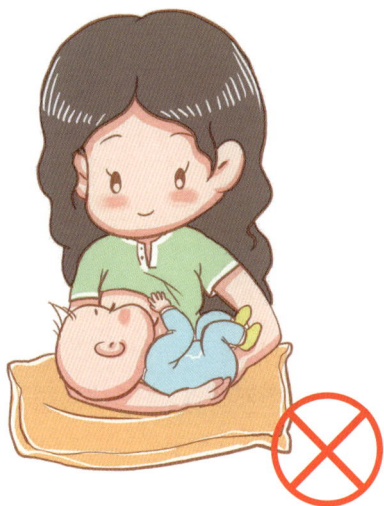

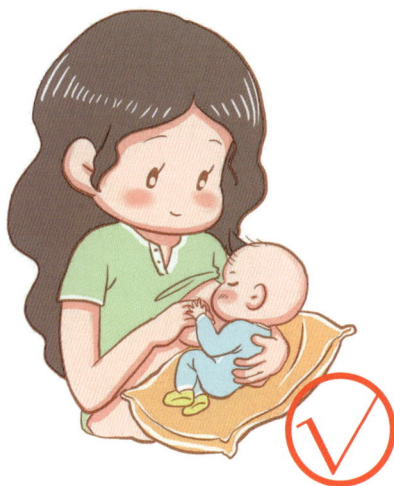

如果小儿耳朵有分泌物或者洗澡时水流入耳朵内，应及时用专用棉签进行清理或吸出水分，动作要缓慢而轻柔，要避免刺伤耳内的皮肤黏膜而引起感染。

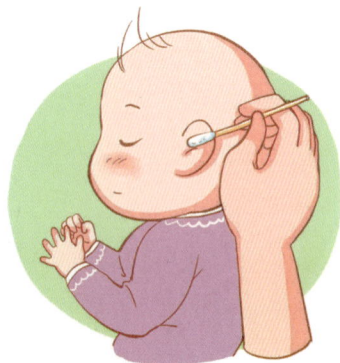

## 饮食调理要点

○ **适量摄取富含胡萝卜素、维生素C的食物。** 适当吃一些富含胡萝卜素和维生素C的食物，有助于维持免疫功能，但不可过量。

○ **饮食宜清淡。** 患有急性中耳炎的小儿，宜吃清淡、易咀嚼、易消化、营养丰富的食物，补充营养，增强体质，如米粥、馒头、牛奶、鸡蛋羹、瘦肉汤、西瓜等。还可适当吃些有清热解毒、消肿清凉功效的食物，如茄子、丝瓜、菊花粥、绿豆汤等。

○ **忌吃刺激性食物。** 不要吃葱、蒜、姜、花椒、辣椒等食物，因为这些食物温热辛燥，化火伤阴，会使患者内热加重，进而使中耳炎加重。

○ **忌吃坚硬的食物。** 坚硬的食物难以咀嚼，会加重中耳炎疼痛，因此，患儿应少吃花生、开心果等坚果类食物。

## 🍴 菊花粥

### 材料

大米 200 克，菊花 7 克

### 做法

1 往砂锅中注入适量清水，用大火烧热。

2 倒入洗净的大米，搅匀。

3 盖上锅盖，烧开后转小火煮 40 分钟。

4 揭开锅盖，倒入备好的菊花，略煮一会儿，搅拌均匀。

5 关火后将煮好的粥盛出，装入碗中即可。

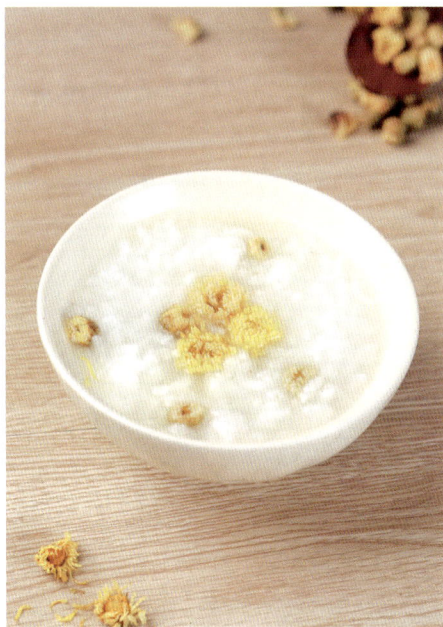

扫一扫二维码
跟视频做美食

# 二十五 尿路感染

小儿尿路感染是指病原体直接侵入尿路，在尿液中生长繁殖，并侵犯尿路黏膜或组织而引起损伤，包括肾盂肾炎、膀胱炎和尿道炎。小儿患此病时，局限于某一部位者较少，难以准确定位，所以经常不加区别，统称为尿路感染。

## 尿路感染的原因

任何年龄的小儿都有可能患尿路感染，2岁以下的小儿发病率更高，高发期在小儿6~8个月大时，一般女宝宝的发病率为男宝宝的3~4倍。只有找出病因，才能更好地采取预防和治疗措施。

○ 小儿输尿管长而弯曲，管壁肌肉弹力纤维发育不成熟，容易扩展而发生尿滞留；而且小儿尿道经常暴露在外面，尤其是女宝宝的尿道较短，容易受到污染。

○ 小宝宝不能控制排尿、排便，也不能说出来，需要经常使用尿布，排尿或排便后容易受到污染。

○ 小儿平时喜欢穿着开裆裤到处乱坐，大便后没有及时清洗干净等，都是发病的常见原因。

○ 有些小儿患有尿路先天畸形，常见的有输尿管、膀胱、下尿道畸形等，更容易并发尿路感染。

○ 小儿患有其他病症时，如果滥用抗生素，就容易使革兰氏阴性菌，尤其是大肠杆菌占优势，破坏尿道的防御屏障，使细菌侵入尿道而引起感染。

○ 非母乳喂养的小儿患尿路感染的可能性要高于母乳喂养的小儿。

○ 小儿体质差，免疫功能差，抗感染能力低下，膀胱防御机制较弱，皮肤、口腔、气管、肺脏等部位遭到病原体感染后，炎症不易被局限，会进入血液并随血流到达肾脏，并经输尿管、膀胱、尿道下行，造成感染。

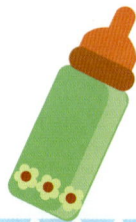

## 尿路感染的特征

不同年龄段的小儿患尿路感染后，临床表现都不同。当父母发现小儿有尿频、尿急、尿痛等症状时，应密切注意其身体变化。

○ 新生儿患病后会出现母乳喂养时吸吮无力、脸色苍白、呕吐、腹泻等症状，体重增长缓慢或停止增长，多伴有黄疸。

○ 小儿经常哭闹，不愿吃奶，烦躁不安，可能是由于尿道感染引起疼痛所致。

○ 小儿排尿的次数明显增多，但排尿量却不多，可能是尿频。

○ 小儿会阴出现尿布疹，尿布散发出臭味，可能是尿路受到感染。

○ 小儿突发高热，精神不振，食欲下降，有腹痛、嗜睡、惊厥等现象。

## 治疗要点

○ 小儿发热时，可采用物理降温处理；但当体温超过38.5℃时，应在医生的指导下给小儿喂退热药。

○ 当确诊为尿路感染后，需要使用抗生素时，一定要在医生的指导下规范用药。口服药物宜在饭后服用，可以减轻药物对肠胃道的副作用，防止小儿服药后出现恶心、呕吐、食欲不振等现象。如果服药后副作用明显，需要在医生的指导下更换药物。

○ 服药一段时间后，不少症状会消失，尿化验也会逐渐正常，但仍然需要按医生的要求继续服药，避免病情反复发作，转为慢性尿路感染。

○ 如果小儿尿路感染迁延不愈或反复出现感染，则要去医院检查是否患有尿道畸形等疾病，若有，则要及时矫正，防止尿路梗阻和肾瘢痕形成。

○ 一般尿路感染经过抗菌治疗康复后，约有一半的患儿可复发或再感染。为了防止再次感染，要做好预防工作：平时要勤更换小儿的尿布，更换尿布后要经过消毒和晾晒，少让小儿穿开裆裤，洗涤盆要保持专用。

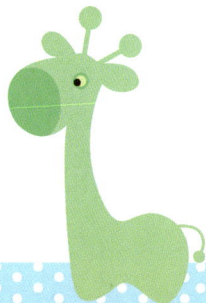

## 🍼 生活照护细则

　　男宝宝私处的清洁：男宝宝大便后，父母可以把柔软的小毛巾用温水沾湿，擦干净其肛门周围的脏东西。如果男宝宝的阴茎被粪便污染，可先用清水冲洗。如果仍然存有污物，可用手把他的阴茎扶直，把小毛巾叠成小方块，然后用折叠的边缘横着轻轻擦拭其根部和里面容易藏污纳垢的地方，但不要太用力。阴囊表皮的皱褶里也很容易积聚污垢，妈妈可以用手指轻轻地将其皱褶展开后擦拭，等完全晾干后再换上干净、透气的尿布。

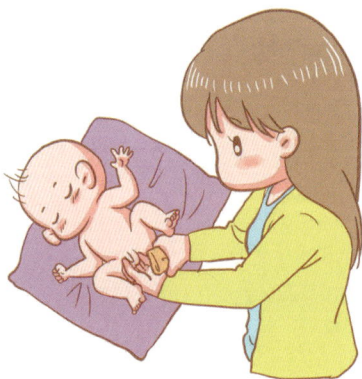

　　女宝宝私处的清洁：女宝宝大便后，妈妈可以先用装温水的喷雾器或茶壶从前往后为她冲洗，这样脏东西容易被洗掉。待局部自然干燥后，再换上新的干燥尿布。大腿根部的夹缝里也很容易粘有污垢，妈妈可以用一只手将夹缝拨开，然后用另一只手轻轻擦拭，等宝宝小屁股完全晾干后再换上尿布。

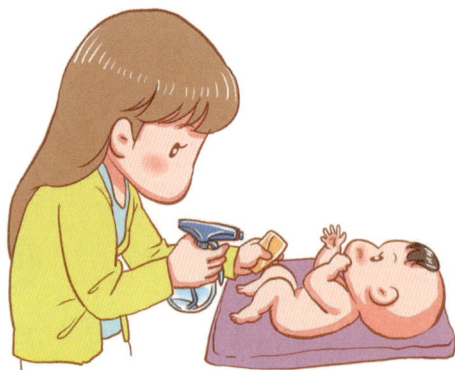

## 饮食调理要点

○ **多吃富含水分的食物。**富含水分的食物能够促进排尿，使代谢废物和炎性分泌物能够随尿液排出。可以让患儿多喝汤食粥，很多蔬菜汤、粥都有利尿和清热解毒的作用。

○ **忌吃辛辣、酸性食物。**辛辣食物可使尿路刺激症状加重，造成排尿困难，有的甚至引起尿道口红肿，还可使炎症部位充血肿痛。尿的酸碱度与细菌的生长、药物的抗菌活力有密切关系，减少酸性食物摄入，有利于增强抗生素的作用。

○ **忌吃胀气、湿热食物。**尿路感染的患儿常有小腹胀痛之感，而腹部胀满往往使排尿更加困难。小儿应少吃牛奶、豆浆、蔗糖等容易引起胀气的食物。从中医的角度来看，尿路感染主要与湿热太盛有关，吃湿热食物会加重病情。

# ✕ 娃娃菜鲜虾粉丝汤

| 材料 |

娃娃菜 270 克，水发粉丝 200 克，虾仁 45 克，姜片、葱花各少许

| 调料 |

盐 2 克，鸡粉 1 克，胡椒粉适量

| 做法 |

1 将泡发好的粉丝切成段，将洗净的娃娃菜切成小段，将洗好的虾仁切成小块，备用。

2 往砂锅中注入适量清水烧开，撒上姜片，放入虾仁、娃娃菜，盖上盖，煮开后用小火续煮 5 分钟。

3 揭盖，加入盐、鸡粉、胡椒粉，拌匀，放入粉丝，拌匀，煮至熟软。

4 关火后盛出煮好的汤料，撒上葱花即可。

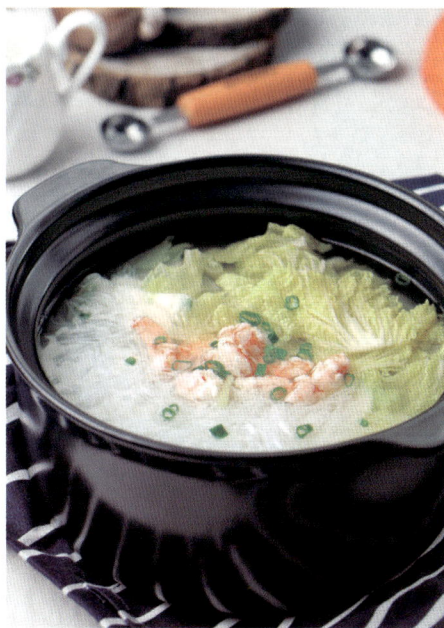

扫一扫二维码
跟视频做美食

119

# 二十六 急性肾炎

小儿急性肾炎是一组由不同病因所致的感染后免疫反应引起的急性弥漫性肾小球炎症病变，常呈良性自限过程，预后良好。本病多见于5～14岁儿童，特别是6～7岁小儿，小于2岁者少见，男女之比约为2:1。

## 急性肾炎是自限性疾病

小儿急性肾炎是一种自限性疾病，即不经任何治疗也可自行恢复，且迄今为止也无特异的治疗方法。治疗和照护重点是对症处理，清除残留感染灶，加强护理，注意观察和防止急性并发症，保护肾功能。

## 急性肾炎的临床表现

小儿急性肾炎的临床表现轻重悬殊，轻者甚至无临床症状，仅于尿检时发现异常；重者在病期2周以内可出现循环充血、高血压脑病、急性肾衰竭而危及生命。

### 前驱感染

每年的秋冬季节是小儿急性肾炎的发病高峰期，发病前多有呼吸道溶血性链球菌前驱感染史，尤以扁桃体炎常见，也可见于猩红热；夏秋季节则多为皮肤感染。呼吸道感染至肾炎发病约6～12天，而皮肤感染则稍长，约14～28天。

### 典型表现

起病时可有低热、食欲减退、疲倦、乏力、头晕、腰部钝痛等非特异性症状。部分患儿尚可见呼吸道或皮肤感染病灶。主要表现包括：

○ 水肿：为最常见和最早出现的症状。70%的患儿有水肿，初期多为眼睑及颜面部水肿，逐渐波及躯干、四肢，重者遍及全身，呈非凹陷性。

○ 少尿：早期均有尿色深、尿量明显减少的症状。严重者可无尿。

○ 血尿：起病几乎都有血尿。30%～70%的患儿有肉眼血尿，呈茶褐色或烟蒂水样，也可呈洗肉水样。肉眼血尿多在1～2周内消失，后转为镜下血尿。镜下血尿一般持续数月，在运动后或并发感染时可暂时加剧。

○ 蛋白尿：程度不一，少部分患儿可达肾病水平。

○ 高血压：一般学龄前儿童血压大于120/80毫米汞柱，学龄儿童大于130/90毫米汞柱，多为轻度或中度增高，一般在1～2周内随尿量增多而恢复正常。

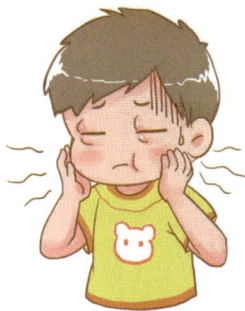

## 严重表现

少数患儿会在起病2周内出现下列严重症状，如不尽早发现及时治疗，可危及生命。

○ 严重循环充血：轻者仅有呼吸增快和肺部湿啰音，严重者表现为气急、端坐呼吸、咳嗽、咳泡沫样痰甚至粉红色痰。

○ 高血压脑病：临床上出现头痛、烦躁不安、恶心呕吐、一过性失明，严重者出现惊厥甚至昏迷。

○ 急性肾衰竭：急性肾炎患儿在尿量减少的同时，可出现暂时性氮质血症，严重无尿或少尿患儿可出现电解质紊乱、代谢性酸中毒或尿毒症症状。

## 非典型表现

非典型表现的急性肾炎相对较少，包括以下三个方面，家长也应留心观察。

○ 无症状性急性肾炎：有前驱感染病史，患儿仅有镜下血尿，无其他临床表现，血清链球菌抗体可增高，一过性血清补体降低。

○ 肾外症状性急性肾炎：患儿有水肿和（或）高血压，有时甚至出现高血压脑病或严重循环充血，而尿的改变轻微或正常。

○ 以肾病综合征表现的急性肾炎：以急性肾炎起病，但水肿和蛋白尿突出，呈肾病综合征表现，症状持续时间长，预后较差，部分患儿可演变为慢性进行性肾炎。

## 🍼 生活照护细则

患儿起病 2 周内应绝对卧床休息，待水肿消退、血压降至正常、肉眼血尿消失后，可下床轻微活动或户外散步；1～2 个月内活动量宜加以限制，3 个月内避免剧烈活动；尿中红细胞减少、血沉正常后可去学校上课，但需避免体育活动。

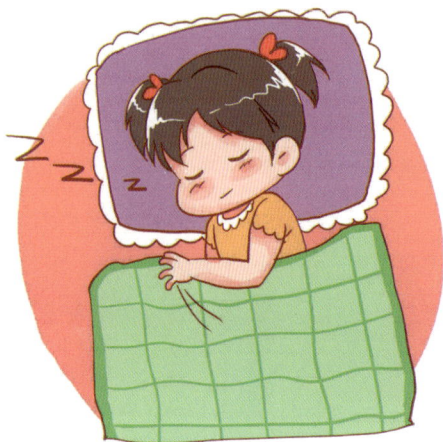

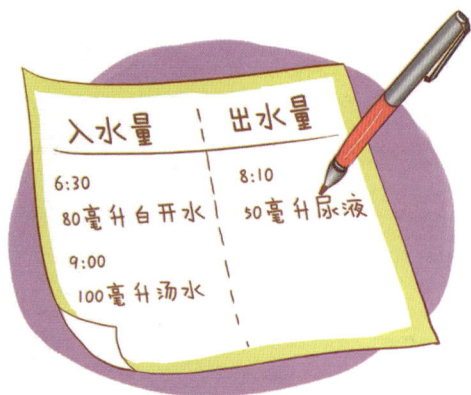

| 入水量 | 出水量 |
|---|---|
| 6:30 | 8:10 |
| 80毫升白开水 | 50毫升尿液 |
| 9:00 | |
| 100毫升汤水 | |

观察小儿尿量、尿色，准确记录24小时出入水量，应用利尿剂时每日测体重，每周留尿标本送尿常规检查2次。患儿尿量增加，肉眼血尿消失，提示病情好转。

患儿多为年长儿，心理压力来源较多，除因疾病和治疗对活动及饮食严格限制的压力外，还有来自家庭和社会的压力，如中断了与同伴玩耍等日常活动，或因不能上学而担心学习成绩下降等，都会让患儿产生紧张、焦虑、抱怨等心理。家长要充分了解本病的相关知识，在日常生活中积极疏导患儿的情绪，给予患儿正确的心理支持。

## 🍼 饮食调理要点

○ 限制钠盐的摄入。应根据患儿病情，如尿量及水肿情况，给予低盐、无盐或少钠饮食。病情严重的患儿要严格限制钠盐的摄入，将钠盐的摄入量控制在每天60～120毫克/千克体重。

○ 限制蛋白质的摄入。蛋白质的分解代谢离不开肾脏。若患儿摄入过多蛋白质，其肾脏负担会加重，影响疾病的恢复。有氮质血症时，患儿的蛋白质摄入量要严格控制在0.5克/千克体重之内。

○ 供给高糖饮食。高糖饮食能补充足够的碳水化合物，防止热能不足，可以让由食物供给的少量蛋白质充分地用于组织修复和生长发育。

# 🍴 黑米红糖粥

| 材料 |

水发黑米 50 克

| 调料 |

红糖 25 克

| 做法 |

1 取一个杯子，放入泡发好的黑米，加入红糖，注入适量清水，再用保鲜膜（耐高温）盖住杯口。

2 往电蒸锅内注水烧开，放入食材杯；盖上锅盖，调转旋钮，定时蒸1小时。

3 揭开锅盖，将杯子取出，揭去保鲜膜即可。

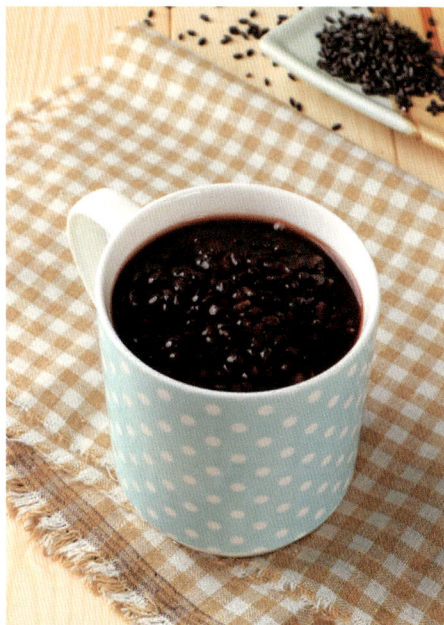

扫一扫二维码
跟视频做美食

# 二十七 遗尿

遗尿俗称尿床，通常指小儿在熟睡时不由自主地排尿。膀胱储尿后发出冲动刺激脊髓排尿中枢，发生排尿。睡眠时大脑皮质接受尿急冲动的区域仍保持功能，若这种神经调节功能发育不全或失调，就可引发遗尿。

## 遗尿的分类

知晓遗尿的分类可以更好地了解这一疾病，对小儿遗尿的防治有好处。遗尿可以分别依据遗尿发生的时间和疾病是原发性还是继发性进行分类。

### 根据遗尿发生的时间分类

夜间遗尿：当小儿在睡眠中发生遗尿，包括夜间睡眠和午睡，但白天能控制排尿，而且膀胱功能正常，则称为单一症状的夜间遗尿。

白日遗尿：当小儿白天清醒时有遗尿，但无神经系统的病变，如脊柱裂、脊柱损伤等，则称为白日遗尿。

### 根据原发性和继发性分类

原发性遗尿：小儿从小至就诊时一直有遗尿。

继发性遗尿：小儿曾经停止遗尿至少6个月，以后又发生遗尿。

## 遗尿的病因

小儿遗尿很常见，困扰着许多妈妈。想要根治小儿遗尿，首先要了解其发生的原因，再采取科学的治疗方法。

**遗传因素**

○ 爸爸妈妈均有遗尿病史，孩子出现遗尿的概率，男孩约有40%，女孩约有25%。值得注意的是，仅仅白天有遗尿症的小儿似乎与遗传无关，而那些白天和夜晚均有遗尿的儿童，有明显的男性家族遗传史。

**睡眠过深**

○ 这是一个较常见的因素。这类小儿常常在睡前玩得较疲惫，睡得很深，不易唤醒，也多在梦境中遗尿。若睡前饮水较多，则更易发生遗尿。此种遗尿原因不属于病态。

**膀胱功能成熟延迟**

○ 有些遗尿的小儿膀胱较正常孩子小，这些孩子平时排尿次数相对较多，但尿量不多。这是因为膀胱的储存量不大，稍微有点尿液就刺激膀胱收缩排尿了。

**精神紧张**

○ 据临床统计，幼儿时期的不良遭遇，如父母离异、死亡，与父母突然分离，初入学不适应新的学习环境等，均可导致儿童在控制排尿的关键时期因心理紧张而遗尿。遗尿小儿也常有较多的行为问题和情绪问题，如多动、抽动、不合群、害羞、脾气古怪等；据报道，遗尿症儿童中约10%有注意缺陷障碍，男孩多于女孩。

**疾病因素**

○ 由器质性疾病引起遗尿的情况并不多见。泌尿系统感染、畸形，脊柱裂、脑脊膜膨出等可引起遗尿。

**便秘**

○ 遗尿的小儿常有便秘的问题，特别是白日遗尿的小儿。这是因为便秘时，直肠壶腹部的粪块强烈地刺激感觉神经，影响大脑对膀胱充盈的感知而造成遗尿。

**早产**

○ 遗尿的流行病学研究证实，早产是小儿白日遗尿最显著的一个高危因素。这些早产儿除了有遗尿之外，还往往伴有其他的问题，如注意缺陷障碍伴多动，有学者提示这可能是轻微神经损伤的缘故。

## 生活照护细则

　　白天做膀胱扩张训练，具体方法是：让患儿尽量多饮水，白天当患儿欲排尿时，嘱其延缓排尿，直至不能耐受为止；在患儿排尿时让他突然停止一会儿，然后再继续排尿。

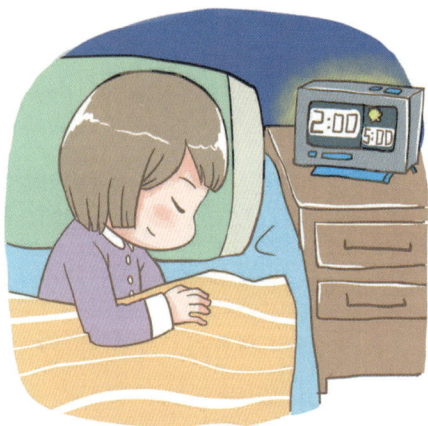

　　建立良好的作息制度和卫生习惯，掌握夜间排尿规律，定时唤醒或使用闹钟，使小儿逐渐形成时间性的条件反射，并培养小儿的生活自理能力。

　　逐步延迟夜间唤醒时间。若患儿能在闹钟唤醒后排尿，家长可逐渐延迟闹钟唤醒的时间，使患儿睡眠时间逐渐延长的同时，增加膀胱的容量。这一过程一般需6～8周。

　　小儿遗尿时，不应责备或体罚他，应寻找原因，对症治疗。

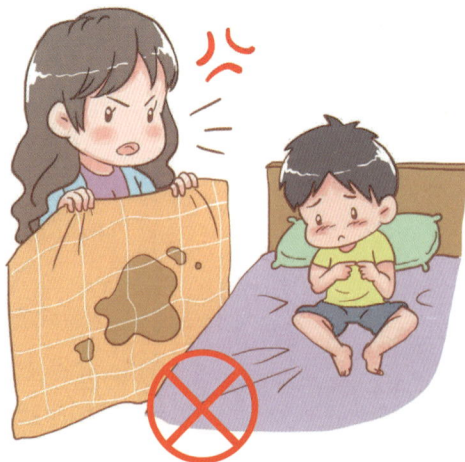

## 饮食调理要点

○调整饮食。每天下午 4 点以后少饮水。晚饭最好少吃流质食物,食物宜偏干些。临睡前不要喝水,也不宜吃西瓜、橘子、生梨等水果,不宜喝牛奶,以减少夜间膀胱的储尿量。

○进食温补固涩的食物。中医认为,小儿遗尿的原因多是肾气不足,肾气不足者宜食具有温补固涩作用的食物,如糯米、山药、莲子等。

○忌辛辣、刺激性食物。小儿神经系统发育不成熟、易兴奋,若食用这类食物,小儿可能出现大脑皮质功能失调,易发生遗尿。因此,小儿应忌食辛辣、刺激性食物。

○忌多盐、高糖的食物。多盐、高糖食物的摄入皆可引起患儿多饮、多尿,不利于其控制排尿,故应禁食。

# 小米山药饭

### 材料

水发小米 30 克,水发大米、山药各 50 克

### 做法

1. 将洗净去皮的山药切成小块。
2. 备好电饭锅,打开盖,倒入山药块。
3. 放入洗净的小米和大米,注入适量清水,搅匀。
4. 盖上盖,按功能键,调至"五谷饭"图标,进入默认程序,煮至食材熟透。
5. 按下"取消"键,断电后揭盖,盛出煮好的山药饭即可。

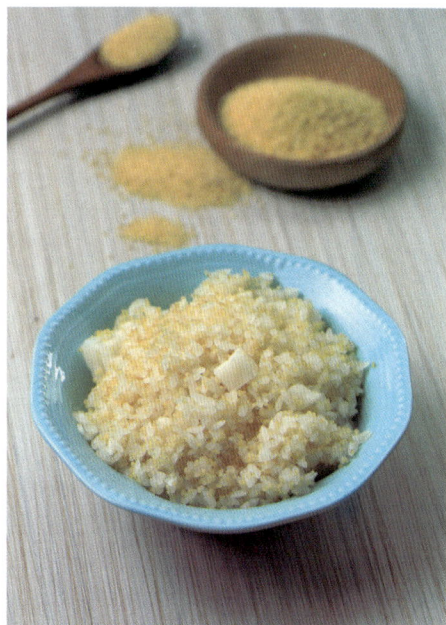

扫一扫二维码
跟视频做美食

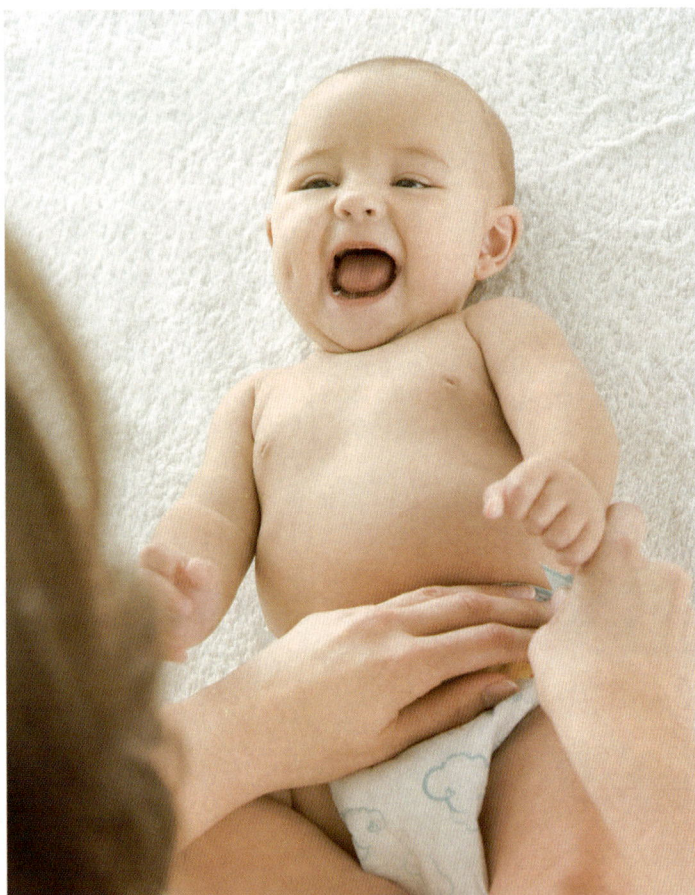

## Chapter 3

# 学点儿急救知识，对意外伤害说『不』

比起疾病的有迹可循，有时候意外伤害来得更加突然和可怕，受到惊吓的孩子和不知详情的父母会加重这一情形的严重性。如此看来，学点儿急救知识是必不可少的功课，这样遇到紧急情况才能临阵不慌。

# 一 儿童意外事故急救指南

在日常生活中，面对孩子常见的意外伤害，家长有必要了解一些小儿急救常识，从而在突发情况下能够沉着、熟练地应对，让孩子健康地成长。

## 绝大部分意外都可防可控

意外伤害是指突然发生的事件对人体造成的损伤，包括物理、化学和生物因素，分为非致命损伤和意外死亡。据统计，我国每年有约1000万儿童受到各种形式的意外伤害，约占我国儿童总数的10%，意外伤害已成为当今危害儿童健康和生命的主要问题之一，是儿童和青少年的第一死因。

意外伤害的发生，既有外部原因，也有其内在规律性。其中，儿童意外伤害多发生于父母、老师或其他监护人粗心大意的情况下，绝大部分儿童意外事故都是可防可控的。我们可以从儿童和家长两个方面进行预防。

### 对儿童加强安全教育

采取针对性的措施，加强对儿童的安全教育，特别是加强对学龄前儿童的教育及管理，是预防儿童意外的重要举措。

### 对家长加强健康教育

家长应牢固树立安全第一的意识，加强有关学习，重视对儿童的保护，经常盘点家里的安全隐患，防患于未然。

## 四步学会救命心肺复苏术

心肺复苏术是应用于心跳、呼吸骤停的急救术。一旦发现孩子出现心跳暂停，家长除了立即拨打急救电话外，还应实施心肺复苏术，抓住黄金抢救4分钟，为孩子赢得生的希望。

○ **第一步：评估呼吸和循环情况**。发现孩子倒地后，轻拍孩子双肩并在孩子耳边大声呼喊："你怎么啦？"若孩子无反应，再检查孩子有无呼吸和颈动脉搏动：观察胸廓有无起伏以判断有无呼吸；将一手的食指和中指指尖放在孩子的喉结旁开两指处，感知孩子的颈动脉搏动情况。若孩子无胸廓起伏和颈动脉搏动，应立即开始心肺复苏。

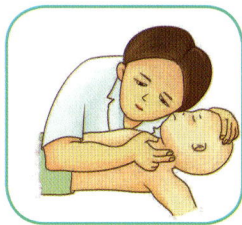

○ **第二步：胸外按压**。让孩子取仰卧位，躺在坚实的平面上。根据孩子年龄找准心脏按压的部位：新生儿按压胸骨体下1/3（单手食指和中指置于两乳头连线正下方，或双手拇指置于两乳头连线正下方），儿童按压胸骨下1/2（双手掌重叠置于双乳头连线水平的胸骨上）。每分钟不少于100次按压，按压深度为胸廓的1/3厚度。按压与放松的时间基本相等，最好不要间断。

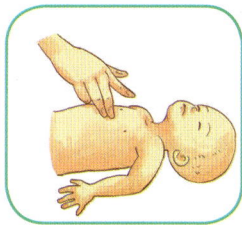

○ **第三步：开放气道**。先清除孩子呼吸道内的分泌物和异物，防止误吸入呼吸道。然后再用一只手置于宝宝前额，另一只手的食指、中指置于其下颌，将其下颌骨上提，使其下颌角与耳垂的连线和地面垂直。注意手指不要压孩子的颏下软组织，以免阻塞气道。

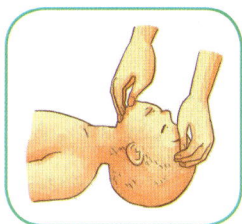

○ **第四步：人工呼吸**。将一只手放在孩子的前额，另一只手扶住其下颌。让孩子头部后仰，保证上呼吸道通畅。家长先深吸一口气，然后俯身用口唇包住孩子的口鼻，用力缓缓吹气。与此同时，家长需观察孩子的胸廓是否因气体的灌入而扩张。气吹完后，松开孩子的口鼻，让气体呼出，这样就完成了一次呼吸过程。以上方法适用于婴幼儿。若为儿童，人工呼吸时，应用一只手捏住孩子的鼻子，另一只手扶住其下颌，进行口对口人工呼吸。

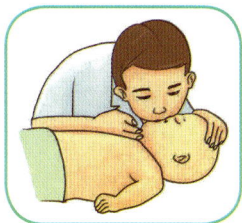

## 小贴士：

　　胸外按压与人工呼吸需要相互协调，才能尽可能地帮助孩子恢复心跳和呼吸。对婴幼儿和儿童进行心肺复苏时，胸外按压30次后，立即给予2次有效的人工呼吸，即胸外按压和人工呼吸次数比为30:2。

## 符合宝宝成长阶段的意外事故预防对策

| 宝宝各年龄段的行为特征 | 常见的意外事故 | 预防对策 |
|---|---|---|
| **婴儿期**<br>运动能力渐增，能翻身、爬行、抓住东西站起来；<br>用触觉、味觉探索周围环境；<br>喜欢接近家里的常用工具，并将东西塞入空隙中；<br>在水中完全无助 | 跌倒；<br>误吞或误吸异物、毒物；<br>烫伤 | 不能将婴儿单独留在较高的位置上，如桌上、柜台上等；<br>围上护栏，如床上、窗户上等；<br>不要把易被误吞的东西给婴儿；<br>不能给婴儿喂太小的固体食物，如整个花生、整块糖等；<br>使用有盖的电源插座；<br>不能将婴儿单独留在水盆、水池或湖泊、溪流附近；<br>使婴儿远离有毒物品、高温物品 |
| **幼儿期**<br>能站立，爱攀爬；<br>好奇心重，喜欢探查抽屉、橱柜等；<br>模仿性强；<br>喜欢将东西放入嘴中；<br>对危险事物概念模糊；<br>在水中无助 | 跌倒；<br>烧伤；<br>误吞或误吸异物、毒物，甚至窒息；<br>溺水 | 使幼儿远离有毒或易引起伤害的物品，如清洁剂、剪刀等；<br>做好玩具的安全检查；<br>进行预防意外事故的教育；<br>指导孩子学习游泳，并注意水中安全 |
| **学龄期**<br>探险能力、好奇心、好胜心加强；<br>运动技能不断发展、完善，喜欢攀爬及跑；<br>需要同龄伙伴对自己危险举动的认可 | 跌倒；<br>运动损伤；<br>溺水；<br>误吞或误吸异物、毒物；<br>烧伤；<br>交通意外事故 | 讲解步行、骑自行车、玩滑板等运动的安全规则；<br>进行游泳训练及水中安全教育；<br>提供交通安全及驾驶知识；<br>鼓励进行正常的社交 |

# 二 小儿常见意外事故应对方法

世界卫生组织将意外伤害分为6种：交通意外、窒息、淹溺和溺水、急性中毒、跌落伤、其他。不同的意外事故有不同的应对方法，掌握科学的应对方法，有助于让孩子转危为安，减轻痛苦，更快康复。

## 吞入异物

### 不可不防的婴幼儿误食现象

未满2岁的孩子，看见什么都喜欢往嘴里放，比如常见的玻璃球、硬币、纽扣、棋子等，一不小心，就会造成误食。有些孩子则是饮食不慎，误吞枣核、骨头、鱼刺等。异物多嵌在食管入口下方的狭窄处，表现为哽咽、疼痛，接着发生流涎、吞咽困难，进食后呕吐，甚至引起窒息，家长要积极预防。

### 异物种类不同，应对方法也不同

异物的种类有很多，误吞不同的异物有不同的应对方法。一般来说，异物如果能通过食管，进入消化道，90%可以在2~7天后通过大便排出，没有任何症状；但如果孩子吞下的是条形或弯曲状、含水银或铅等有毒成分的异物，就

要立即去医院处理了，切不可拖延。因为尖锐的异物可能穿破食管，刺入邻近器官，或可形成瘘管；有毒异物则容易引起食物中毒，甚至危及生命。

### 让宝宝吐出异物时的要点

宝宝一旦吞入异物，家长首先要确认异物是什么，宝宝吞了多少；然后做针对性处理，可将手指放在宝宝的舌根部按压，如果宝宝不吐，再试着拍打宝宝背部。

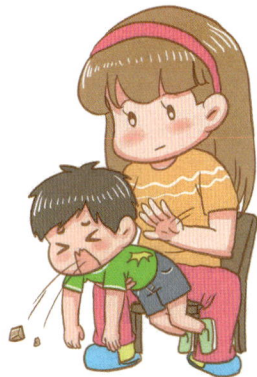

## 眼、耳、鼻内进入异物

### 眼睛内进入异物

眼睛内进入的异物，多数是灰尘、细沙等，会产生异物刺激感、局部疼痛、流泪等，致使眼睛无法正常睁开。如果宝宝眼睛内不慎进入了异物，可以让其眨眼睛，利用分泌的泪水冲刷异物；如果该方法无效的话，可以滴入几滴抗生素眼药水，帮助异物流出；或翻开宝宝的上下眼睑，找到异物后，用浸有温凉开水的棉球轻轻沾取出来。如果以上方法都不管用，则应尽快送宝宝去医院。

家长应特别注意，宝宝眼睛进入异物后，会习惯性地揉眼睛，这样可能会损伤眼角膜，还会使眼睛充血，痛得睁不开，加重眼睛不适，一定要避免。

### 耳朵内进入异物

由于无知和好奇，孩子有时会将一些小东西塞进耳朵里，在夏天，各种小虫也会飞进或爬进耳中。婴幼儿的耳道较窄，进入耳内的异物若难以取出，时间长了会引起外耳道感染，甚至损伤鼓膜。

对于较小的异物，可以先用棉签蘸点儿眼药膏，慢慢伸入耳道，粘出异物；如果是昆虫进入耳内，可以在黑暗的地方把灯放在耳外，虫子会顺着光线爬出。若不能自行处理，应尽快就医。

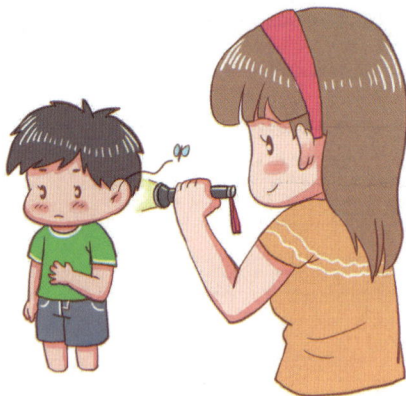

### 鼻孔内进入异物

当宝宝自己将花生米、豆类、小玩具等塞进鼻孔，刺激鼻腔黏膜，出现打喷嚏、流鼻涕、鼻塞等不适症状时，家长不要用手去掏，可令小儿将另一侧的鼻孔压紧，抿住嘴，用力让另一侧的鼻孔出气，将异物擤出；如果异物难以取出，应去医院经黏膜麻醉后取出。

## 溺水

发生溺水后，人体的口腔、鼻腔内吸入大量的水，水充满呼吸道和肺泡会引起缺氧窒息，进入血液循环的水引起血液渗透压改变、电解质紊乱和组织损害，最后造成呼吸停止和心脏停搏而死亡。因此，掌握溺水的急救知识至关重要。

对于溺水儿童，要争分夺秒地进行抢救。如果溺水的时间短、喝水量不多，没有其他不适症状，可以不用送医院；如果溺水时间较长，口鼻内的淤泥、杂草等较多，应立即清除。假如溺水宝宝口腔紧闭，可以捏起其面颊的两侧，用力启开牙关，松开衣带，让宝宝伏卧在救护人员的肩上或腿上，头部下垂，使水自然流出，进行控水；如果宝宝的呼吸和心跳已经停止，除了采取上述方法外，还应对宝宝实施心肺复苏术，并及时拨打120急救电话。

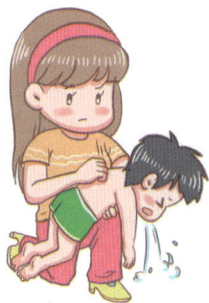

## 触电

小儿玩弄电器，误触电源及切断的电线，或插销漏电等，均可能引起触电。雨后雷击或高压电击，同样也可引起触电。触电是电击伤的俗称，通常是指人体直接触及电源，或高压电经过空气或其他导电介质传递电流通过人体时引起的组织损伤和功能障碍。

触电时，人体的肌肉可发生强烈收缩，使身体弹离电源，也可能反而紧贴电源，造成严重后果。电流的震荡作用可引起晕厥、呼吸中枢麻痹以致呼吸停止、心室颤动，甚至心脏停跳出现假死等，统称为电休克，如果抢救不及时，可能造成死亡。此外，超过1000V（伏）的高压电还可引起局部皮肤的严重烧伤和全身反应，表现为头晕、心慌、惊恐、面色苍白甚至抽风等。

当小儿触电时，首先应切断电源。如果小儿的身体还贴在电源上，可以用干燥的木棒、竹竿等绝缘体将电线挑开；如果小儿倒在电线上，附近又无法切断电源，可用绳子或将衣服拧成带子套在孩子身上，将其拉开。在此过程中，救护者一定要注意自身的安全。

在送往医院或等待救护车到来之前，要仔细观察孩子有无呼吸和心跳，如果连续几秒钟都没有呼吸和心跳的话，就要立刻进行心肺复苏术。

## 烫伤、烧伤

### 小儿烫伤

在日常生活中，烫伤是很常见的小儿意外事故，以火焰烧伤和热水、热油等热液烫伤为多见。烫伤的处置方法因程度的不同而有所差异：一般来说，如果烫伤程度比较轻，面积不大，可先用大量冷水冲洗烫伤的部位，越早冲洗越好，持续15～20分钟，以降低伤处的热度，再用干净的湿布包住伤口，送往医院进行进一步的处理；如果是脸部烫伤，可以用湿毛巾冷敷，注意避开眼睛。如果烫伤面积较大，应用被单包裹住宝宝的身体，即刻送往医院。

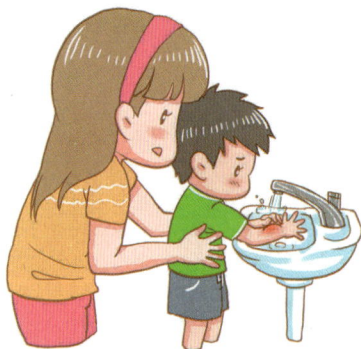

如果宝宝穿着衣服被烫伤，家长不要强行脱下宝宝的衣服，应让宝宝连带衣服一起泡入凉水中，等伤势缓和后，再试着脱下来。因为皮肤被烫伤后，会形成水疱，勉强脱下或撕开衣服，可能会扯掉皮肤，使伤口恶化，不利于康复。已经起水疱的部位不要随便用针去挑破，以免引起细菌感染。

烫伤是可以预防的。平时，家长应注意将热水瓶、热锅碗等放在宝宝够不到的地方，并告诉宝宝不要接近火炉、电开关等物品，以免引起烫伤。另外，给宝宝洗脸、洗澡的时候应先放冷水，再加热水。

### 小儿烧伤

烧伤和烫伤不同，不管面积大小，其危险系数均较高。根据受伤程度不同，烧伤可表现为创面疼痛、红斑、水疱甚至焦痂。严重烧伤患儿可合并休克、感染和败血症等。小儿脸部、手部、手脚关节、阴部、肛门等遭遇烧伤后会留下后遗症，应尽快将其送往医院进行处理。另外，当小儿遇到各种化学烧伤，伤及眼睛等处时，应先用大量清水冲洗，再去医院。

## 划伤、割伤

宝宝在日常生活中，尤其是玩耍时，出现划伤或割伤是非常常见的。出现伤口时，家长应先为宝宝检查伤口的深度、大小、出血量等，根据伤口的不同类型做不同的处理。

### 皮肤划伤

一般来说，划伤后的皮肤常会出现青紫、红肿和疼痛，家长可以用温开水为宝宝冲洗伤口，然后在其患处涂抹上碘伏消毒，数天后即可愈合。如果青紫、肿胀的面积较大，有较深的挫伤，应先将毛巾浸入冷水中对患处进行湿敷，48小时后再改用温开水热湿敷。也可以将消炎止痛药膏涂抹在患处，注意不要用手揉搓，以免弄破无裂伤的皮肤，加重损伤。

伤口处理完毕后，应让宝宝保持适当的休息，不要让宝宝吃辛辣刺激的食物，必要时抬高患肢。

### 皮肤割伤

割伤的皮肤一般伤口较为浅表，边缘整齐，出血不多。如被刀或玻璃割破，伤口较小，经过局部清洁后，可以用碘伏涂抹患处，并避免沾水，保持患处干燥，或用创可贴包扎，过几天伤口即可愈合，不需要缝合；如果伤口较大、较深，出血比较多，一般需要去医院进行缝合治疗，在去之前建议先简单包扎止血，以减轻宝宝的疼痛。

如果被割伤的伤口较脏，尤其是伤及面部、颈部的伤口，建议用消毒生理盐水或凉开水轻轻擦洗干净后再包扎好，然后将患儿送往医院；忌用脏棉花、破布、卫生纸、灰土等覆盖伤口，以免引起继发感染。

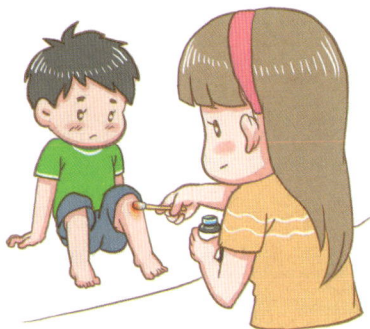

### 小贴士：

不要往伤口上乱撒止血物品。

日常生活中，在处理伤口时，往往有人喜欢把烟灰、烟丝、头发灰甚至细土撒在新鲜的伤口上来止血，这样做是不对的，会导致伤口受到污染，甚至引起化脓，造成严重的后果，一定要避免。

## 摔伤、跌伤

随着年龄的增长，宝宝的活动能力也逐渐增强，从会爬到会走，从会走到会跑，这期间跌倒、摔伤是很常见的。尤其是比较顽皮的宝宝，喜欢跑动、攀高，加之婴幼儿头部较大，平衡能力较差，更易发生此类意外事故。此类事故不仅会导致宝宝皮肤破损，严重者还会引起骨折、脑震荡等，因此一定要妥善处理。

### 伤口流血的性质鉴别

摔伤或跌伤可能会造成流血，出现疼痛、伤口破裂、活动障碍等症状，还会伴随出血过多、较急等特点。父母可根据出血情况判断伤口流血的性质：如果出血的颜色鲜红，且不易止血，多为动脉出血；如果出血持续、缓慢、颜色暗红，多为静脉出血；如果血是一滴一滴地往外渗出，为毛细血管出血，一般会自行凝结止血。

### 简易止血法

动脉出血要立即止血，以免失血过多危及生命。常用的简易止血法主要有两个：一是指压法，即在伤口上方有动脉搏动处，用手指或止血带用力压向骨骼，阻止血流以止血。二是包扎法，有条件的先用碘酒棉球消毒，再用酒精棉球消毒脱碘，或者用碘伏给伤口周围消毒。如果没有消毒液，可以用1%的盐水清洗伤口及周围。清洗或消毒时，要由内而外擦，即由伤口的边缘向周围擦洗，消毒面积要超过所用的纱布的面积，然后再用绷带或毛巾包扎好。如果使用以上两种方法都无法止血，应立即帮宝宝紧扎伤口，抬高伤部，将其送往医院进行治疗。

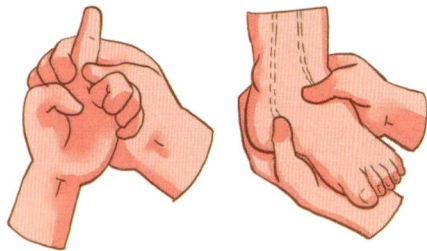

除了采取相应的止血措施外，家长还应检查宝宝的四肢和头部，比如宝宝是否神志清醒，是否有皮肤破损、肿块等。如果自己无法判断伤势，应及时就医，请专业的医护人员鉴定和处理。

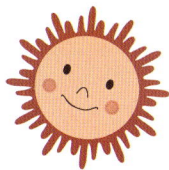

# 扭伤、骨折

## 婴幼儿扭伤

扭伤是指关节部位的猛烈扭转而撕裂拉伤了包裹在关节外边的韧带或肌腱，扭伤局部可出现疼痛、肿胀、皮下瘀血、关节功能障碍等症状。运动中较为常见的是脚踝部扭伤，俗称崴脚。

一般来说，家长可以从以下几个方面判断宝宝是否发生了扭伤：

○ 疼痛与触痛，随着患部的活动而增强；

○ 受损的关节肿胀，活动受限；

○ 肌肉痉挛（肌肉发紧，由非主观性收缩引起）；

○ 如果波及到腿，就会出现跛行；

○ 几天后伤处还会出现青肿。

扭伤之后，首先应将扭伤处垫高，用冰袋对患部进行冷敷、施压处理，同时避免患处活动。冷敷可以减轻患部肿胀程度，缓解不适。同时用绷带包扎压迫扭伤部位，不仅能保护和固定受伤的关节，也可以减轻肿胀。1~2天后，家长可以帮婴幼儿适当按摩患处，促进血液循环，尽快消除肿胀。较严重的扭伤，应去医院进一步检查、处理。

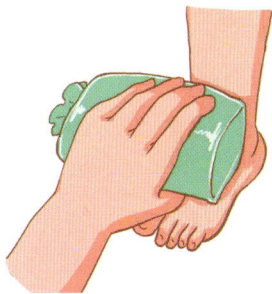

## 婴幼儿骨折

婴幼儿由于天性活泼好动，且缺乏生活经验，识别危险的能力不足，很容易在玩耍和运动的过程中发生骨折，表现为：剧烈疼痛，患肢运动受限；患区压痛极为明显；患部出现肿胀，皮肤变色；在关节脱位和严重骨折时，肢体会发生变形等。

宝宝骨折后，父母首先要拨打120急救电话，争取在最短时间内送宝宝去医院处理。在等待急救人员的过程中，密切观察宝宝的情况，尽量避免搬动宝宝。如果有出血情况，应立即做止血处理，可以在创面上盖上无菌纱布，并用干净的毛巾压住伤口，避免送医过程中伤口受感染。

## 中暑

　　中暑是指长时间暴露在高温环境中或在炎热环境中进行体力活动，引起肌体体温调节功能紊乱所致的一组临床症候群，以高热、皮肤干燥以及中枢神经系统症状为特征。如果小儿活动的环境太热，或在烈日下暴晒时间过长，又没有采取防护措施，酷热刺激体温调节中枢，就可能引发中暑，发生高热、头疼、口渴、全身乏力甚至晕厥等症状。

　　小儿发生中暑后，家长可以采取以下急救措施，并马上就医。

### 冷敷降温

　　小儿中暑时，最先表现出来的症状就是发热，体温可达38～39℃，严重者甚至可达41℃。中暑患儿体温越高，持续时间越长，预后就越差。因此，降温是治疗中暑的首要措施。应让孩子停止一切活动，静躺在通风、凉爽或者有冷气的地方休息，为其脱去多余的或者紧身的衣服，并将湿的凉毛巾放置于孩子的头部和躯干部，或将冰袋置于其腋下、颈侧和腹股沟处，以达到降温的目的。降温要循序渐进，不能太快，否则

会使孩子的皮肤血管受到强烈刺激，痉挛收缩，反而不易使体内的热量散发掉，甚至可能导致虚脱。

### 补充水分

　　对于能喝水的患儿，及时给他喝点儿白开水或淡盐水，也可以补充运动饮料，服用人丹、十滴水、藿香正气水等中药；不能饮水者，必须去医院静脉输液。除非孩子有周围循环衰竭或大量呕吐、腹泻等情况，否则不需要输入太多的液体，以免引起心力衰竭或肺水肿。

### 及时就诊

　　对于中暑的患儿，应在采取上述措施的同时立即送往医院，以免耽误病情。

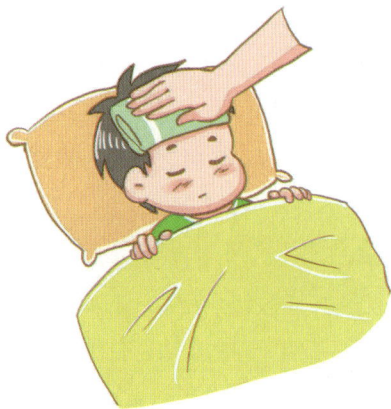

## 蚊虫叮咬

孩子的皮肤非常敏感，很容易被蚊虫、毛毛虫、毒蛾、蜜蜂、蝎子等叮咬、蜇伤，即使是轻微咬一下也容易发生红肿、疼痛、出血等症状，甚至可能引起孩子呼吸困难或意识障碍。此时家长除了及时将孩子送往医院外，还应掌握必要的急救知识，以免处理不当，加重孩子的不适。

家长一般可以通过两点来判断孩子是否被虫咬伤：一是可发现微小的刺眼或肿块，二是伤口多位于皮肤裸露部位。被毒虫叮咬后，可出现局部肿胀、疼痛，以及头晕、恶心、呕吐、出血、发热、昏迷和过敏等全身表现。对于不同的虫子咬伤，有不同的处理措施。

### 蚊虫叮咬

婴幼儿被蚊虫叮咬后，可在局部涂抹清凉油、风油精、炉甘石洗剂等止痒；如果局部出现过敏性水肿，可用3%～4%的硼酸水湿敷水肿处或涂抹抗组织胺药膏。尽量别让孩子抓挠伤口，尤其是有水肿的部位，以免引起细菌感染，导致化脓或脓疱疹。

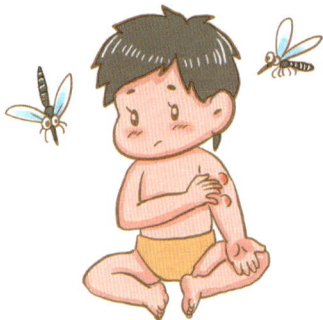

### 毛毛虫蜇伤

婴幼儿被毛毛虫蜇伤后，要先用流动的清水冲洗局部，尽可能冲掉毒毛，再用肥皂水清洗，然后在局部涂抹抗组织胺药膏或其他常用的脱敏药膏。如果皮疹广泛并伴有剧烈瘙痒、疼痛等情况，应立即就医。

### 蜜蜂蜇伤

如果婴幼儿被蜜蜂蜇了，应立即让孩子平卧，消除紧张，迅速取出断刺，用嘴巴吸出其伤口里的毒液，不要用手挤压毒囊。然后用3%氨水或5%～10%的硫酸氢钠溶液清洗伤口，可外敷蛇药。如果是被黄蜂蜇伤，严重时可引发猝死，需要紧急拨打120急救电话，及时去医院治疗。

小贴士：

家庭止痒妙招

如果被跳蚤、蚊子、毛毛虫、蚂蚁叮咬后，身上有瘙痒症状，往患处涂点肥皂水，可以起到止痒的良效，而且操作简单，不妨一试。

## 🧒 动物咬伤

如果家里饲养了猫、狗或其他宠物，特别是家里的孩子喜欢逗弄宠物，可能会造成宠物伤人事故。

被猫、狗咬伤后，一般的处理原则是清洁伤口、止血、包扎和预防感染。家长应注意，孩子被咬伤后，如果伤口有流血，不要立即止血，因为流出的血可以冲掉伤口内的病原体和毒素。应先用肥皂水反复冲洗，然后及时就医。

关于被咬伤后的预防感染，主要是通过注射狂犬疫苗实现的。任何可疑接触狂犬病毒的情况，如被狗、猫、狐狸、狼、臭鼬、浣熊和吸血蝙蝠等动物（包括貌似健康的动物）咬伤、抓伤（即使很轻的抓伤），破损皮肤或黏膜被动物舔过，都必须接种该疫苗。最好是在被咬伤后的几分钟内用肥皂水清洁伤口并消毒；对较深的伤口，建议用注射器伸入伤口深部进行灌注清洗，做到全面彻底。伤口不宜包扎、缝合，开放性伤口应尽可能暴露，然后尽快去医院在医生的指导下注射疫苗。研究证实，在被咬伤后的2～3小时内注射狂犬疫苗，所达到的预防狂犬病的效果最好；如果在2～4天后再注射，多数达不到应有的效果。必要时还需注射抗狂犬病血清。

除了被猫、狗和其他家庭宠物咬伤外，极少数的宝宝也可能被毒蛇咬伤。此时应先系紧伤口距心脏最近的地方，以免毒液随血液流到心脏；接着用干净的剪刀或刀片在伤口部位做"十"字形切口，然后挤出或吸出毒液。让宝宝保持安静，做好保暖，尽快将其送往医院，进行抗毒血清注射。

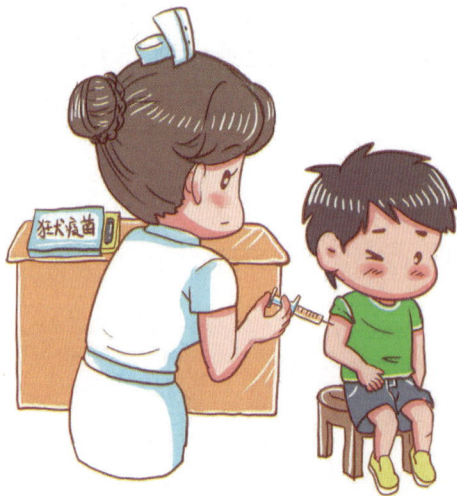

## 食物中毒

近年来，小儿食物中毒事故时有发生，有的还是学校或幼儿园集体中毒事件。一旦发生食物中毒，轻者呕吐腹泻，重者昏迷不醒，将对儿童的身体造成严重的伤害。小儿食物中毒指的是小儿食入了被细菌或细菌毒素污染的食物，或本身含有毒性的食物而引起的急性中毒性疾病。那么，如果孩子不慎发生了食物中毒，家长应该采取什么措施呢?

○ 对中毒物质不明者，在进食的4~6小时内，如果宝宝的意识清醒，可以给他饮用适量温热的淡盐水，每次30~60毫升（5~6汤匙）即可。同时应马上就医。

○ 宝宝饮用淡盐水后，应对其进行催吐。可用食指或筷子轻轻压迫宝宝的咽后壁或者舌根，使其产生吐感，将有毒物质呕吐出来。催吐时要注意姿势，扶住孩子，使其身体前倾，头低下，以免催吐出来的东西反流回去。刺激舌根的时候要注意力度，不要用力过猛，以免划伤口腔黏膜。同时应马上就医。

○ 如果宝宝进食已经超过了6小时，那么已经不适合催吐了，应该立刻赶往医院就医。此时，家长应将呕吐物收集起来，送到医院进行毒性鉴定，以便医生采取相应的措施。

○ 经过催吐处理后，可以给宝宝食用牛奶、蛋清、米汤等食物，以保护其肠胃黏膜。

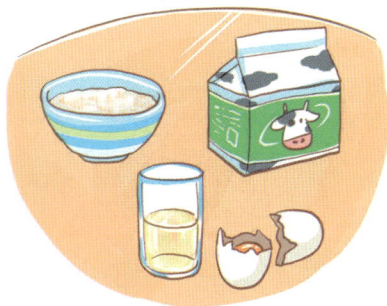

**小贴士：**

食物中毒重在预防，家长在日常生活中，应该让孩子养成良好的饮食习惯，如饭前便后要洗手，不要吃过期、变质的食物，不要吃不认识或来源不明的食物等，防患于未然。

# 附录 儿科医生门诊问答

## 宝宝腹泻总吃止泻药会有问题吗？

引起宝宝腹泻的原因有很多，有一出生就腹泻或母乳造成的生理性原因，也有细菌和病毒引起的感染性腹泻等。一般而言，生理性腹泻不需要用药，通过饮食和身体调养可以使大便逐渐恢复正常；感染性腹泻则需要在医生指导下用药。如果没弄清楚病因就滥用止泻药，不仅不能治愈某些腹泻，反而会掩盖症状，对宝宝产生一定的副作用。有些宝宝服用止泻药物后，细菌、毒素及其他代谢产物不能排出体外，会吸收入血，从而出现全身感染的中毒症状，导致病情加重。所以，止泻药物需在诊断明确的情况下，在医生指导下合理、足量、规范地使用；不要过早或长时间让宝宝吃止泻药，这样有可能延长病程，还可能会引起严重的副作用。

## 感冒老不好会不会转成肺炎？

感冒一般由病毒引起，是指鼻咽部的炎症，一般7天左右就会好转。如果感冒10天后仍不见好转，症状还越来越重，炎症就可能会向下蔓延，引起肺炎。而且对于小儿来说，感冒发展成为肺炎的风险比成人更大。因为小儿身体免疫力差，气道窄，气管纤毛发育不完全，再加上呼吸肌力量薄弱，排痰的能力差，痰排不出去，病情就容易加重。如果小儿感染的病毒毒力大或合并了细菌、支原体等感染，也可能转成肺炎。不过，在感冒初期，家长不用太过担心，只要治疗、护理得当，小儿感冒一般是不会轻易转变为肺炎。

## 高热会烧坏宝宝吗?

发热是位于下丘脑的体温调节中枢将体温调定点上移所致。下丘脑的体温调节中枢会通过增加肌体的散热或产热来试图将正常体温调控在37℃左右,超过0.5℃就为发热,超过39℃即为高热。病原体侵犯人体后,人体为了对抗病原体的侵袭,会启动一些防御机制,发热就是人体对抗病原体的生理过程,对人体起到保护作用。小儿因为大脑发育不够完善,接到这个调节信号后,经常会出现调节过度的情况,这也是小儿比大人更容易出现高热的原因。这时候及时确认孩子为什么发热,是治疗的关键。如果引起发热的是病毒或细菌感染,引起了脑膜炎或者脑炎,可能会对脑部产生一定的影响,留下一些后遗症,也就是常说的"烧坏脑子"。因此,明确发热特别是高热的原因并有针对性地治疗,才是最重要的。

## 怎么判断宝宝是不是消化不良?

正常情况下,宝宝的大便呈黄色或金黄色,稠度均匀如膏状或糊状,偶尔稀薄而微呈绿色,有酸味但不臭,每天可排便2～4次。如果宝宝出现以下情况,就说明宝宝产生了消化不良:在睡眠中身子不停翻动,肠鸣音增强,腹胀,有时还会磨牙;拉绿色大便;食欲不振;常说自己肚子胀、肚子疼;鼻梁两侧发青,舌苔白且厚,还能闻到他呼出的口气中有酸腐味等。

如果宝宝大便泡沫多,有灰白色的皂块样物,呈奶油状,就说明是脂肪消化不良,应少喂油脂类食物;如果大便有腐蚀性酸味,且泡沫多,就说明是糖类或淀粉类摄入过多导致消化不良;如果大便臭味大、较稀,就说明是蛋白质摄入过多导致的消化不良,应当减少喂奶量、让宝宝少吃高蛋白的食物。

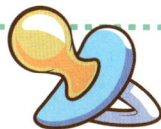

## 宝宝爱流鼻血是怎么回事？

当宝宝鼻道中的小血管破裂出血后，血就会从鼻孔中流出，血量一般较少，多发生在夜间，男宝宝的发生率要高于女宝宝。宝宝鼻黏膜脆弱，干燥的天气容易造成鼻黏膜出血。宝宝鼻子受到撞击产生外伤或喜欢挖鼻孔、将异物误插入鼻孔，也容易使脆弱的鼻黏膜出血。宝宝患有过敏性鼻炎或感冒时，过于用力或者频繁地擤鼻涕、打喷嚏等，也会导致鼻黏膜受伤而出血。身体虚弱的宝宝也容易引发流鼻血。

父母应该采取措施减少宝宝流鼻血的情况。在冬天使用暖气或空调导致空气干燥的情况下，应在室内使用加湿器。宝宝流鼻血的过程中，不要低着头，以免血液进入胃部，引起呕吐。对于经常流鼻血的宝宝，家长可以使用凡士林润滑其鼻道。如果鼻血难以止住，可以在宝宝鼻孔中塞入含有减充血剂的纱布。

## 宝宝爱上火怎么办？

宝宝新陈代谢旺盛，生长发育速度快，体质偏热，容易出现上火的现象。此外，宝宝肠胃处于发育阶段，消化功能尚未健全，过剩的营养物质难以消化，也容易造成食积化热而上火。一般母乳喂养的宝宝不容易上火，因为母乳中含有高浓度的低聚糖，在肠道中可以快速提高有益菌的繁殖速度，使宝宝不易上火。如果容易上火的宝宝还在吃母乳，妈妈应该清淡饮食。断奶的宝宝也要多吃新鲜蔬菜和水果，不要吃辛辣、油腻、油炸类食物；养成喝白开水的好习惯，以补充体内所需的水分，清理肠道，排出体内废物。保证宝宝优质的睡眠和充足的睡眠时间，也可减少宝宝上火的情况。

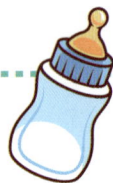

## 宝宝进食时呛着怎么办？

　　孩子进食时呛着了，采用拍打孩子背部，或将手指伸进口腔咽喉去取的办法排出异物，不仅无效，反而容易使异物更深入呼吸道。家长可以利用海姆立克急救法帮助孩子排出异物。海姆立克急救法是利用肺部残留气体，形成气流冲出异物的急救方法。与此同时，家长应及时拨打120急救电话，让孩子获得更专业的救治。

### 对于3岁以下的孩子：

　　抢救者以前腿弓、后腿蹬的姿势站稳，抱起宝宝，将宝宝的脸朝下，使其身体倚靠在抢救者的大腿上，抢救者一手置于宝宝颈胸部，手握住其下颌，固定头部，使头部略低于躯干。另一只手用力在宝宝两肩胛骨间拍背4～6次。

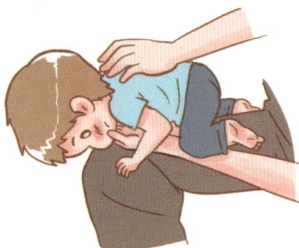

　　若异物没有排出，可将宝宝翻正，在宝宝胸骨下半段，用食指及中指压胸4～6次。

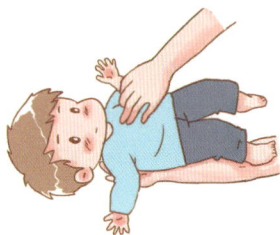

### 对于3岁以上的孩子：

　　抢救者站在孩子身后，双臂分别从孩子两腋下前伸并环抱孩子，一手握拳，大拇指冲着孩子身体的方向，放在其剑突下方、肚脐上方的上腹部中央，另一只手紧握住拳头，然后突然用力收紧双臂，双手向孩子上腹部内上方猛烈施压，迫使其下陷。重复以上手法，直到异物排出。

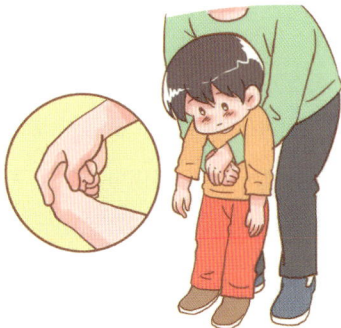

## 宝宝能吃滋补品吗？

宝宝的正常生长发育所需的营养主要从食物中获得，无特殊疾病的宝宝只要采取科学的方式喂养，合理搭配食物，并加强护理，其营养需求就能够得到满足。很多滋补品对肌体某些方面有积极作用，但人体只有处在各类物质均衡的状态中才能保持健康，某些营养过多会打破肌体的平衡，反而对健康不利。而且很多滋补品没有科学依据，食用不当还会给宝宝带来危害。有些滋补品与宝宝体质相抵触，不仅无法改善宝宝的身体状况，还可能会加重其已有的病症；还有些滋补品虽然毒性小，但如果长期服用也会出现明显的副作用。所以，一般不提倡给宝宝吃滋补品。如果宝宝身体不适，也需要在医生的指导下进行调养，不可乱给宝宝喂食滋补品。

## 吃营养素制剂时有哪些注意事项？

宝宝如果无法通过正常的饮食来补充营养，可以在医生的指导下服用营养制剂来满足身体所需。但要注意有些营养素制剂不可长期服用或过量服用，比如：补锌过量会造成锌制剂急性中毒，引发宝宝腹痛、恶心、呕吐和腹泻等症状，严重的可引发脱水和惊厥，慢性锌中毒也会导致宝宝食欲下降、精神不振等；维生素A制剂服用过量也会发生急性或慢性中毒，引起宝宝食欲不振、脱发、容易激动等；长期服用维生素D可导致高血钙、呕吐、软组织异位骨化等。此外，给宝宝服用钙剂时，不要和菠菜同食，以免菠菜中的草酸与钙发生反应，形成不溶性的草酸钙，影响钙的吸收。宝宝服用铁剂时也不要与钙片、牛奶、茶等同食，否则会影响铁的吸收，此外铁剂也不可长期服用。

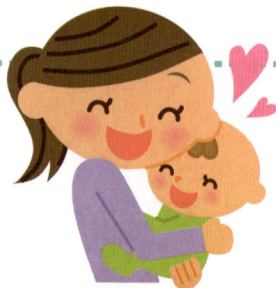

## 哪些食物里可以添加药物一起喂食?

药最好还是用白开水送服。白开水可以使药物最大程度地融化,发挥最好的药效,减轻宝宝消化系统的负担。冰激凌等食物,本身有香甜的味道,能减轻药的苦味,可以将药掺杂其中,让宝宝适量食用。还可以将药掺杂在宝宝爱喝的甜粥里面,搅拌均匀,让甜味盖过药的苦味,让宝宝一同喝下。酸奶也是不错的选择,但是酸性较强的果汁和一些含有特殊物质的鲜牛奶,会阻碍药物吸收,所以应该听从医嘱,视情况而定。

## 就医前,家长应确认宝宝的哪些症状?

宝宝生病后,家长不应带着宝宝盲目就医,而要在就诊之前做好充足的准备,特别是一些重要的症状,家长最好能记录下来,以免到了医生面前说不清楚病情而让医生无法做出准确的判断,进而延误治疗。以下这些症状应该在带宝宝就医之前予以确认:

高热:何时开始发热,体温最高达到多少摄氏度,是否服过退热药以及效果如何,是否有其他症状,等等。

呕吐:何时开始呕吐、呕吐几次、呕吐的状态(像喷水一样喷出或量少但一直流出等),是否有其他症状;呕吐前吃了什么东西,呕吐物是什么,等等。

腹泻:何时开始腹泻、每次间隔多久、排出物的状态(是否混合黏液、血,是否像淘米水等),是否只排泄了食物。带着尿布给医生看,是最直观的方法。

咳嗽:何时开始咳嗽,怎样咳嗽(是否是严重的、突发性的咳嗽,咳嗽时发出什么声音等)。

斑疹:一开始在哪些部位出现,出现前是否伴随发热,斑疹的颜色和形态是什么样的。

痉挛:何时开始痉挛、持续几分钟、出现什么状态,最近有没有从高处摔下来、头部是否受过伤,等等。

## 怎样使用民间疗法才更安全？

　　即使是很温和、很常见的民间疗法，也要在宝宝出生6个月后使用才安全。周岁后的宝宝，如果无其他身体异常，那么使用民间疗法做简单的处理，一般没有大的问题。民间疗法采用的材料有很多，利用梨、大枣、枸杞、陈皮、卷心菜、栗子、土豆的疗法，在宝宝出生6～7个月后可以使用；利用松子、莲藕、核桃、桔梗、香菇、灵芝、山药、白术、小米的疗法，在宝宝出生8～9个月后可以使用；利用生姜、玄参、银杏、苦杏仁、牛蒡、露葵的疗法，在宝宝出生10～11个月后可以使用。每个宝宝的发育状态不同，对于材料的过敏反应也不同，所以使用前应该先用少量材料做试验，确认安全再接着使用。

## 患湿疹的宝宝如何安全地洗澡？

　　洗澡是湿疹患儿最要注意的，洗澡不恰当会直接影响其皮肤状况。患儿应尽量选择淋浴而非盆浴，有条件时用软化后的水洗澡。如果必须盆浴，宝宝在浴缸内停留的时间尽量短于5分钟，且水温不宜过高。热水虽然能暂时抑制瘙痒的感觉，但长远看是不利于皮肤恢复的。湿疹患儿洗澡应注意以下事项：

　　在温水中洗10分钟。洗热水澡或蒸桑拿会让宝宝皮肤损失水分，所以用温水洗澡最好。洗澡时间最多不超过15分钟。

　　用弱酸性香皂洗澡。市面上卖的碱性香皂会刺激宝宝皮肤，使皮肤干燥，所以要使用弱酸性香皂。最好选择表面活性剂含量少的产品，保湿性好的洗面奶也不错。为了不让香皂残留在身体上，一定要帮宝宝冲洗干净。

　　不要搓澡。搓澡、使用磨砂膏都会刺激皮肤，破坏健康的角质层，造成皮肤干燥，家长一定要避免。

　　沐浴后3分钟之内涂上保湿乳液。沐浴后用毛巾轻拍宝宝身体并帮他擦净之后，就要立即涂上保湿乳液。沐浴后3分钟之内涂抹，保湿效果最好。